腹部・体表・心臓・頭部を 完全マスター

小児エコーの撮影法と正常像がぜんぶわかる！

日本小児超音波研究会 編

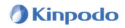

小児エコーの撮影法と正常像がぜんぶわかる！腹部・体表・心臓・頭部を完全マスター

本書発刊の目的

　日本小児超音波研究会は小児領域へ超音波検査を普及することを目的に設立され活動しています．超音波検査には腹部超音波検査（腹部エコー），体表超音波検査（体表エコー），心臓超音波検査（心エコー），頭部超音波検査（頭部エコー）を含みます．心臓超音波検査は小児循環器領域で，頭部超音波検査は新生児領域で広く実施されていますが，小児科医全体に広く普及しているとは言い難い状況です．腹部超音波検査，体表超音波検査はやっと認知され，普及・発展しはじめたところです．

　そこで，小児領域へ超音波検査をさらに普及するためには，その手引きとなる正常像と代表的な疾患がひと目でわかる本が必要と考えました．臨床の第一線で活躍する小児科医・小児外科医が超音波検査を身近に感じ，実際に本書を手に取って，見比べながら実施しやすいように正常画像とともにプローブの当て方を配置しています．また，必要に応じて解剖図を入れました．

　本書が小児医療に携わる人々に広く利用され，子どもに優しい非侵襲的医療のために役立つことを願ってやみません．

JCHO 徳山中央病院小児科　**内田正志**

大阪医科大学 小児科　**余田　篤**

徳島県立中央病院 小児科　**森　一博**

編集

日本小児超音波研究会

執筆者一覧（五十音順）

浅井宣美　茨城県立こども病院小児超音波診断・研修センター

市橋　光　自治医科大学附属さいたま医療センター小児科・茨城福祉医療センター小児科

内田正志　JCHO徳山中央病院健康管理センター/小児科・光市立光総合病院小児科

木野　稔　大阪旭こども病院

河野達夫　東京都立小児総合医療センター放射線科

平岡政弘　愛育小児科

藤井喜充　関西医科大学小児科学講座

森　一博　徳島県立中央病院小児科・末広ひなたクリニック小児科

吉田光宏　八代北部地域医療センター

吉元和彦　熊本赤十字病院小児外科

余田　篤　大阪医科薬科大学小児科・川西市立総合医療センター小児科

はじめに

　超音波検査は非侵襲的であり，ベッドサイドで繰り返し実施できるため，小児の検査として最適です．そのことが次第に小児医療の分野で理解され，小児の診療に携わる医師や超音波検査士の間で関心が高まっています．とりわけ，次代の小児医療を担う若い小児科医や専攻医が超音波検査の習得を目指し，ハンズオンセミナーなどに積極的に参加していることはとても喜ばしいことです．

　日本小児超音波研究会は，2014年（平成26年）7月1日に発足したばかりの，まだ新しく，小さな研究会です．その目的は「小児超音波医学およびこれに関連する研究と診療を支援・促進し，教育・研修の場を提供し，並びに学際領域との連携を図り，もって学術の発展と小児の健康増進に寄与することである」と謳っています．言い換えると，小児領域に超音波検査を普及，定着させるとともに，広く指導者を育て，未来を担う子どもたちに非侵襲性を活かしたより良い医療を提供することです．

　小児超音波は成人のそれとは対象年齢・疾患が大きく異なります．したがって，小児領域に超音波を普及するためには，成人領域とは別の研修・学習の機会が必要です．2015年11月28日の第1回日本小児超音波研究会（山口県周南市）には診療科や職種の垣根を越えて，臨床の第一線で小児超音波を実施している医療者150名あまりが参加しました．第2回は埼玉県さいたま市，第3回は茨城県つくば市，第4回は大阪府高槻市で開催され，本年（2019年）11月には徳島県徳島市で第5回の開催が予定され，小児超音波の裾野は確実に広がっています．ALARA（as low as reasonably achievable）concept を共通認識にして，多くの医療者が小児領域への超音波検査普及のために立ち上がったことは，喜ばしい限りです．参加メンバーは医師，検査技師，超音波検査士の区別なく，診療科は小児科，小児外科，放射線科，救急科を含み，勤務先も第一線の病院，大学病院，小児医療センター（こども病院），開業医など多岐にわたっています．

　小児領域へ超音波検査を普及するためには，多くの小児医療に携わる人々に標準的な走査法やスクリーニング法を示すことが重要と考えました．今回，株式会社金芳堂のご厚意により，『小児エコーの撮影法と正常像がぜんぶわかる！　腹部・体表・心臓・頭部を完全マスター』を出版する運びになりました．執筆は日本小児超音波研究会の理事・監事が担当しました．実際に第一線で日々実践している方法をできるだけ簡潔にまとめていただきました．

　本書が小児領域への超音波検査の普及に一石を投じると確信しています．

2019年2月16日（土曜日）
茨城県つくば市つくば国際会議場（第9回茨城エコーゼミナール）にて
JCHO 徳山中央病院小児科
内田正志

目次 CONTENTS

本書発刊の目的
編者・執筆者
はじめに

序章 ……………………………………………………… 内田正志 1

1. 超音波検査の特徴と小児科領域で普及しにくい理由 …………………………… 2
2. プローブ（探触子）の種類，基本的走査法，機器の使い方 ……………………… 5
3. 小児エコースクリーニング全体で留意すべき点 ……………………………………… 7

1. 腹部超音波検査 15

❶ 肝臓・胆嚢・門脈 …………………………………… 内田正志，余田 篤

門脈水平部（臍部）と肝静脈（右肋骨弓下横走査） …………………………… 16
門脈本幹と総胆管（肝門部斜走査） ……………………………………………… 20
胆嚢（右上腹部縦走査と横走査） ………………………………………………… 26

❷ 膵臓 ……………………………………………………… 藤井喜充，木野 稔

膵臓縦断像（上腹部横走査） ……………………………………………………… 31
膵臓横断像（上腹部縦走査） ……………………………………………………… 37
膵尾部 ……………………………………………………………………………… 41

❸ 脾臓 ……………………………………………………… 藤井喜充，木野 稔

脾臓矢状断像（左上側腹部斜走査） ……………………………………………… 44

❹ 腎臓，副腎，膀胱，子宮 …………………………… 内田正志，平岡政弘

腎臓，副腎（仰臥位と腹臥位による縦走査と横走査） ………………………… 49
膀胱，卵巣，子宮（下腹部正中横走査と縦走査） ……………………………… 57

❺ 消化管 ………………………………… 吉元和彦，吉田光宏，余田 篤

頸部食道（横走査と縦走査） ……………………………………………………… 63
食道胃接合部（心窩部縦走査） …………………………………………………… 66
胃前庭部（上腹部横走査と縦走査） ……………………………………………… 68
十二指腸球部（上腹部横走査） …………………………………………………… 72
十二指腸下行脚（上腹部横走査と縦走査） ……………………………………… 74
十二指腸水平脚（上腹部横走査） ………………………………………………… 76

空腸（左上腹部横走査と縦走査）..79

回腸末端部（右下腹部横走査と縦走査）......................................82

虫垂（右下腹部横走査と縦走査）..86

盲腸（右下腹部横走査と縦走査）..90

上行結腸（右側腹部横走査と縦走査）..93

横行結腸（上腹部横走査と縦走査）..97

下行結腸（左側腹部横走査と縦走査）..100

S状結腸（下腹部横走査と縦走査）..103

直腸（下腹部横走査と縦走査）..106

❻ 腹部血管 .... 内田正志，浅井宣美

上腹部横走査，左上腹部縦走査，上腹部正中縦走査，右上腹部縦走査 110

2. 体表超音波検査 121

❶ 唾液腺 .... 河野達夫

耳下腺（横断像と冠状断像）..122

顎下腺（下顎体に平行な断面〈冠状断像〉と，直交する断面〈横断像〉）......125

舌下腺（冠状断像と矢状断像）..128

❷ 甲状腺 .... 河野達夫

甲状腺（横断像と斜矢状断像）..131

❸ 頸部 .... 河野達夫

前頸部（横断像と矢状断像）..134

側頸部（横断像と矢状断像）..137

❹ 胸部 .... 河野達夫

胸腺（横断像と矢状断像）..140

胸部（横断像と斜矢状断像）..143

❺ 腹部 .... 河野達夫

臍（横断像と矢状断像）..146

❻ 鼠径部・精巣・股関節 .... 河野達夫

鼠径部（横断像と矢状断像）..149

精巣（横断像と矢状断像）..153

股関節（横断像と矢状断像）..157

3. 心臓超音波検査 161

❶ 胸骨傍アプローチ ..... 森 一博, 市橋 光

左室長軸断面 162
大血管短軸断面 168
左右冠動脈 173
左室短軸断面 179

❷ 心尖部アプローチ ..... 森 一博, 市橋 光

心尖部四腔断面 186

❸ 胸骨上窩アプローチ ..... 森 一博, 市橋 光

大動脈弓断面 192

❹ 剣状突起下アプローチ ..... 森 一博, 市橋 光

下行大動脈長軸面と短軸面 198

4. 頭部超音波検査 205

❶ 冠状断面 ..... 市橋 光

側脳室前角断面（C1） 206
第三脳室断面（C2） 210
視床断面（C3） 213
側脳室後角断面（C4） 216

❷ 矢状断面 ..... 市橋 光

第三脳室断面（S1） 220
側脳室体部断面（S2） 224
側脳室後角断面（S3） 227
島断面（S4） 230

おわりに 233
索引 234

謝辞：本書で，人形にプローブを当てている写真の一部は，株式会社京都科学のご厚意により「沐浴人形 柔シリーズ "桃子ちゃん"」，またレールダルメディカルジャパン株式会社のご厚意により「リトルジュニアQCPR」をお借りし撮影させていただきました．感謝の意を表します．

序章

❶ 超音波検査の特徴と小児科領域で普及しにくい理由 ……………内田正志
❷ プローブ（探触子）の種類，基本的走査法，機器の使い方……内田正志
❸ 小児エコースクリーニング全体で留意すべき点 ……………………内田正志

1 腹部超音波検査

2 体表超音波検査

3 心臓超音波検査

4 頭部超音波検査

序章

1. 超音波検査の特徴と
小児科領域で普及しにくい理由

　超音波検査の特徴は，①非侵襲的であること，②リアルタイムに診断することの2点に尽きる．非侵襲的であることとは検査に伴う痛みがなく，放射線被ばくがないということであり，小児にとっては最適な検査である．しかし，小児科領域に十分に普及していないのはなぜだろうか？　特に腹部領域への超音波検査の普及が進まない理由について考えてみる．

　第一に，小児の腹部領域では成人に多い肝胆道系疾患が少なく，超音波検査の対象となる疾患の大部分が消化管疾患であることが挙げられる．つまり，実質臓器に比べて描出がより難しく，理解するのに努力を要する消化管疾患が多いことが普及を妨げている最も大きな原因ではないかと思う．消化管疾患といっても大部分は便秘や急性胃腸炎であり，日常診療であまり不自由を感じていないという小児科医がいる一方で，急性虫垂炎や腸重積症をはじめとする各種疾患の診断に，腹部エコーを活用したいという思いをもっている小児科医が多いのも事実であろう．

　第二に，小児科医が超音波検査をいつでも自由に使える環境にないことが挙げられる．中央管理の場合，使いたいときにすぐに使えないことが多い．小児の腹痛・嘔吐などは診察の延長としてすぐにみたいのである．小児科外来に超音波診断装置があれば，いつでも利用できるので超音波検査に慣れ親しむことができる．理想は腹部エコーを「お腹の聴診器」のように活用することである．また，救急外来には大抵，超音波診断装置が置いてあると思うが，迅速に正確な情報を得たいのだから，使い物にならないような古い装置ではなく，新しい装置を設置すべきである．病院管理者に救急現場の実際を伝え，発想の転換を迫る必要がある．

　第三に，腹部エコーの指導者が身近にいない（小児科領域の指導者が極めて少ない）し，教育システムもないため，多くは自己流でやっている現状が挙げられる．そのため小児のハンズオンセミナーは超音波検査を身につけたいという参加者でいつもいっぱいである．日常診療の必要性からエコー診断を身につけたいと考えている開業医や若い勤務医は多い．小児科医が多数いる病院ではみんなが同じレベルになることは難しいので，そのなかでエコー診断の指導的立場になる人を育成していくことを，ぜひとも考えていただきたい．また，院内の超音波検査士や放射線科，消化器内科，外科の医師とのコラボレーションも大切である．

　エコーが診断に有用な疾患は救急疾患が多いので，第二で述べたように小児科外来や救急外来でいつでも使用できる環境を整えていくことが重要である．最近はコンパクトで性能の良い機種が多数販売されているので，小児科外来に設置することを検討してほしい．それが難しいなら，超音波検査を管理している部門と交渉して，使用したいときにできるだけ速やかに使用できる仕組みを考えることも重要である．じっと待っていても何も変わらないので積極的な行動が望まれる．

次に「リアルタイムに診断する」ということについて考えてみる．このことは腹部エコーが腹部CTやMRIに比べて，取っ付きにくく，難しいと感じる主な理由である．腹部CTやMRIは撮影され出来上がった画像を後から「教科書にある正常像」と比較しながら読影することができる（図1 A）．しかし，腹部エコーは実際に患者さんにプローブ（探触子）を当て，「頭の中にある正常像」と比較しながらリアルタイムに診断する必要がある（図1 B）．診断の途中でいちいち教科書と見比べながら検査するというのは難しい．おそらくこのリアルタイムに診断するということが大きな壁になっているのではないかと思われる．これも普及を妨げている理由のひとつである．

図1 CT，MRIと腹部エコーの読影の違い

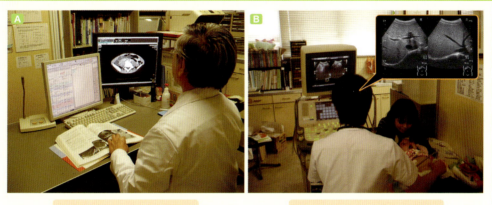

教科書にある正常像との比較　　　頭の中にある正常像との比較

まさに本書発刊の主な目的がここにある．

本書を診断装置のそばにおいて，いつでも見られるようにしておくと必ずやエコー上達に役立つと考える．つまり，本書は読み物というより，エコー実践の友である．エコーは理屈抜き（無条件に）にプローブの当て方（位置）とそのときに観察される正常像を覚えることが重要である．それが「頭の中にある正常像」である．経験を積み重ねると，プローブを当てることにより瞬時にお腹の中の状態を把握できるようになるので，臨床症状・診察所見や検査所見にエコー所見を加味することによって，さまざまな疾患の診断の方向づけに役立つようになる．実際に超音波診断装置のそばに貼って利用している救急に役立つ小児急性腹症の超音波診断を表1に示す．これを見てもわかるように，点線より上にある日常よく経験する腹痛疾患はすべて消化管疾患である．体表エコー，心エコー，頭部エコーも基本は同じである．基本走査とその正常像を覚えるのであるが，心臓は動きがあるので慣れるのに少し時間がかかるかもしれない．いずれにしても「リアルタイムに診断する」という壁を乗り越えさえすれば，そこには今までとは違う素晴らしい世界が必ず待っている．この努力を惜しんではならない．

序章

表1 救急に役立つ小児急性腹症の超音波診断 −パターンで覚えるのがコツ−

臨床症状・検査所見	+	超音波所見	=	診断
腹痛，腹部腫瘤	+	便塊エコー	=	便秘
心窩部痛，嘔吐	+	胃粘膜肥厚	=	急性胃粘膜病変
間欠的腹痛，嘔吐，血便	+	target sign	=	腸重積症
嘔吐，右下腹部痛，WBC↑	+	虫垂腫大，糞石	=	急性虫垂炎
発熱，下痢，右下腹部痛	+	腸間膜リンパ節腫大	=	腸間膜リンパ節炎
発熱，腹痛，嘔吐，下痢	+	腸管壁肥厚，液貯留	=	急性胃腸炎・急性腸炎
腹痛（紫斑が目立たない）	+	小腸壁肥厚	=	IgA血管炎（血管性紫斑病）
腹痛，胆汁性嘔吐	+	whirlpool sign	=	中腸軸捻転
激しい腹痛，嘔吐，腹部膨満	+	小腸の拡張と大腸の虚脱	=	絞扼性小腸閉塞
腹痛，嘔吐，アミラーゼ↑	+	膵腫大	=	急性膵炎
腹痛，黄疸，肝膵機能異常	+	胆道拡張	=	先天性胆道拡張症
腹痛（間欠的）	+	水腎症（腹痛時）	=	間欠性水腎症
腹部打撲後腹痛，血尿	+	腎臓描出不良	=	腎臓破裂
腹部打撲後腹痛，貧血	+	腹腔内大量液貯留	=	脾臓破裂
女児の下腹部痛，嘔吐	+	膀胱背側の混合性腫瘤	=	卵巣嚢腫茎捻転
男児の疼痛性陰嚢病変	+	精巣腫大，血流なし	=	精巣捻転症
男児の疼痛性陰嚢病変	+	精巣上体腫大，血流増加	=	精巣上体炎

ひと口メモ

頭（脳）と目と手（プローブの動き）の一体化を！

- 初心者の場合はプローブの位置と画像を見比べながら，エコーを実施すると思うが，慣れてくると（上級者になってくると）いちいちプローブの位置を見なくても（確かめなくても）エコーを行うことができるようになる．

- つまり，頭（脳）と目と手（プローブの動き）が一体化すると，画面を見ながら（確認しなくてもどのようにプローブを当てているかがわかるので）スムーズに検査を進めることができるようになる．

- このような状態になるとエコーが楽しくてしょうがないという境地に達する．

序章

2. プローブ（探触子）の種類，基本的走査法，機器の使い方

　極端にいえば，超音波診断装置の詳しい仕組みはわからなくても超音波検査を診断に役立たせることはできる．身近なことに喩えると，誰でも自動車の詳しい仕組みはわからなくても運転免許を取れば運転できることと同じである．運転免許に代わるものが医師免許や臨床検査師免許，放射線技師免許，看護師・助産師免許である．

　超音波診断装置はプローブから超音波（周波数2.5～12 MHz）を送信し，さまざまな組織から返ってくる反射波を受信し，その信号を装置本体に伝え，各組織の反射波の違いを断層像として画面上に写し出している．日常診療で使用するプローブはコンベックス，リニア，セクターの3種類である（図2）．プローブは距離分解能（遠くの2点を見分ける能力）と方位分解能（近くの2点を見分ける能力）を加味し，対象臓器の深さや音響窓の広さを考慮して選択する．コンベックスプローブは主に腹部エコーに使用される．成人用は3.5 MHz，小児用は5～6 MHzである．リニアプローブ（7.5～12 MHz）は浅い部位の診断に用いられる．したがって，消化管エコーや体表エコー（頸部リンパ節腫大，甲状腺や表在血管など）に利用される．

図2 プローブ（探触子）の種類

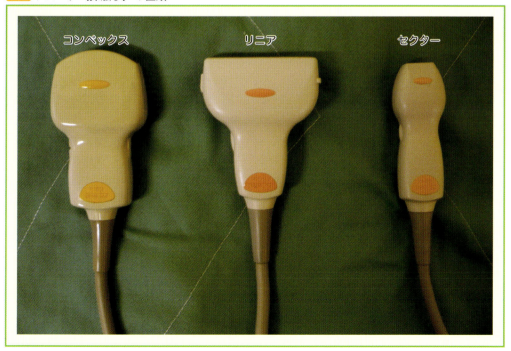

序章

セクタープローブは音響窓が狭い部位に利用される．小児では心エコーや頭部エコー（新生児，乳児などで大泉門を通して），または肋間走査に用いられる．日常診療で気をつけることはプローブ（1本100万円以上と高価）が超音波検査の命（超音波の送受信の要）であるので大切に扱うことである．決して落としたりしないように注意してほしい．また，検査が終了したら，プローブからゼリーを拭き取り，次に検査する人が使いやすいようにコード類をきれいに整理してほしい．検査だけして，あとは看護師さん任せというのはよくない．医師自らが模範を示す（機器を大切に扱う）ことが重要である．

超音波は空気や骨でアーチファクトを生じるのでプローブと体表の間にエコーゼリーをたっぷりつけて空気が入らないようにし，プローブを皮膚に垂直に優しく当てることが重要である．ゼリーはゼリーウォーマーなどで適度に温めて使用するように心がけたい．消化管疾患の場合はガスを避けるために適度に圧迫を加えることもある．

基本的な走査は体軸に沿って描出する横走査（横断像）と縦走査（縦断像）が基準である．横断像は腹部CTと同じで，患者の横断面を下側（尾側）から見るかたちになる．したがって，患者の左側が画面に向かって右側になるように統一する（p.7，図3 A,D）．一方，縦断像は患者の縦断面を右側から見るかたちになる．そのために，患者の尾側が画面に向かって右側になるように統一する（p.7，図3 B,C）．横断像と縦断像を基本としてプローブの角度を自由に操作して最適の画像を描出するのである．

通常は体軸にそって表現するため，横走査と横断像，縦走査と縦断像は同じになるが，例外として膵臓の場合は臓器の軸にそって表現するため，横走査で縦断像，縦走査で横断像になることには注意が必要である．胃前庭部・幽門部や横行結腸も同様である．

ひと口メモ

プローブ選択の理想と現実！

- 大病院の小児科では1台の超音波診断装置ですべての領域をカバーする必要があるので，コンベックス2本（成人用と小児用），セクター2本（成人用と小児用），リニア1本の計5本のプローブが必要であろう．
- しかし，プローブは高価なものなので必ずしも理想どおりにはいかないかもしれない．
- 中小病院の小児科ではコンベックス1本，セクター1本，リニア1本の計3本，開業医ではコンベックス1本，リニア1本（またはセクター1本）の2本は欲しいところである．リニアとセクターの選択，成人用と小児用の選択はその施設が対象とする疾患や年齢の患者数の多さや予算に応じて決めるとよい．

序章

3. 小児エコースクリーニング全体で留意すべき点

　画像診断は正常像との比較で異常の判定をする．超音波検査も例外ではない．前に述べたようにエコーはリアルタイムに診断するため，頭の中にいろいろなスライス面での正常像を把握しておく必要がある．本書では基本的な正常像を示し，正常像の見方・考え方を解剖との関係や成人との違いも含めて解説している．そして，正常像との比較で知っておきたい疾患について簡単に解説している．ここで注目してほしいことは胆嚢や膀胱，血管は黒く見えるということである．どうしてだろうか？ 超音波検査は組織からの反射波の違いを利用して画像を作成していると述べた．つまり，反射するものがない場合は黒く描出されるのである．血管（図3 A），胆嚢（図3 B），膀胱（図3 D）がそうであり（黒く描出される），体表エコーの血管，心エコーの心房・心室や血管，頭部エコーの脳室も同じである．このことを知っておくと超音波画像を見るときに役立つ．つまり，黒く見えるのは何だろうかと考えてみるとよい．例えば，頸部リンパ節炎ではリンパ節が腫大するが，中心部が黒くなっている場合は膿瘍化していることになるし，皮下腫瘤の内部が黒い場合は嚢胞ということになる．

図3 各臓器の正常像

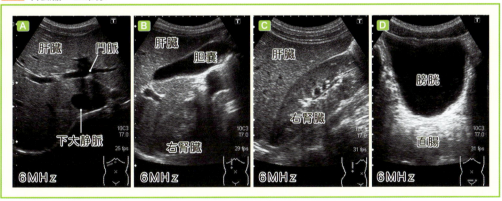

（1）検査開始前のチェックポイント

　超音波検査を開始する際に確認しておきたいことは，画像表示が検査に適しているかどうか，つまり，画像全体が均一に表示されているかどうかという点である．超音波は減衰するので，同じ組織であっても浅部と深部では反射波に違い（浅部は強く，深部は弱い）が生じる．それをそのまま表示したのでは，正しい評価（診断）ができないので，同じ組織であれば深さにかかわらず輝度が同じになるように調整されている．検査開始時に肝臓の右葉を描出し，均

図4 肝臓の右葉を確認

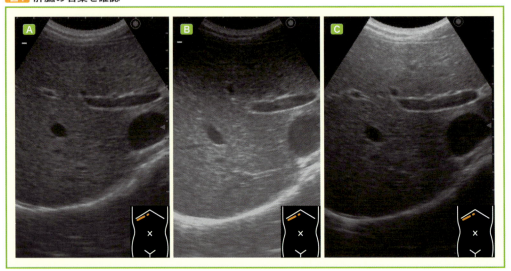

一かどうかを確認する．肝臓が浅部も深部もほぼ同じように描出されればOKである（**図4** A）が，浅部が暗い場合（**図4** B）や浅部が明るい場合（**図4** C）はSTC（sensitivity time control）レバーを調整して均一になるようにする必要がある．しかし，通常はSTCレバーを全部中央の位置に置いた状態で最良の画像が得られるように調整されているので，実際にはSTCを操作することはあまりない．

（2）スクリーニング時のチェック項目

　異常の診断は正常像との比較によってなされるから，正常像をしっかりと把握することが重要である．しかし，初心者にとってはこの正常像の把握がなかなか難しいようである．

　腹部臓器のスクリーニングの手順（**表2**）を決めて，もれなく実施すればよいのだが，プローブを本書で示す手順に沿って当てたつもりでも，提示されている画像と同じ画像を得るのは初心者にとってはそんなに簡単ではない．

表2 腹部エコーチェックリスト

肝臓・占拠性病変（＋，−）・エコー輝度（正常，上昇，低下）・腫大（＋，−）胸骨下 cm，右肋骨弓下 cm
胆嚢の異常（＋，−）総胆管拡張（＋，−）
門脈本幹の異常（＋，−）膵臓の腫大（＋，−）脾臓の腫大（＋，−）
腎臓の左右差（＋，−）右腎盂拡大（＋，−）左腎盂拡大（＋，−）
膀胱壁の肥厚（＋，−）卵巣・子宮の異常（＋，−）
胃前庭部の肥厚（＋，−）腸管壁の肥厚（＋，−）
腸管への液貯留（＋，−）虫垂腫大（＋，−）
腸間膜リンパ節腫大（＋，−）腹水貯留（＋，−）
便塊（＋，−）

3. 小児エコースクリーニング全体で留意すべき点

図5 肝臓を抽出する方法

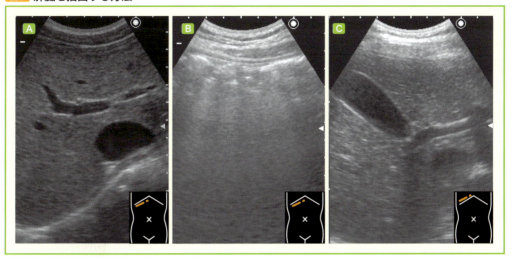

　一例として肝臓を描出する場合を考えてみる．通常は肋骨弓下にプローブを当てると容易に描出できる（図5 A）．しかし，腹部膨満などの場合は肋骨弓下にプローブを当てても肝臓は描出できず，消化管ガスのため何を見ているのかわからないことがしばしばある（図5 B）．そのようなときは思い切ってプローブを少し上の肋間に移動すると描出できる（図5 C）．肋骨弓下にプローブを当てたまま，少し角度を変えてもなかなかうまく描出できない．ある意味大胆な動きが必要なのである．

　本書のプローブの位置とその正常像を参考に繰り返し腹部全体（成人の消化器内科，泌尿器科，産婦人科領域）をスクリーニングし，正常像に慣れてほしい．まずは肝臓から始めて実質臓器を描出し，最後に消化管をみるのである．この繰り返しがエコー上達の最短，最良の方法である．

（3）アーチファクトの除外

　超音波検査ではさまざまなアーチファクトが診断を惑わせることがある．このアーチファクトを頭の中で差し引いて画像を読まないと診断を間違えてしまうからである．しかし，小児では成人に比べてアーチファクトの影響による誤診は少ないように思う．ここではエコー実施時に知っておいてほしい主なアーチファクトについて簡単に述べる．

（4）知っておいてほしい主なアーチファクト

①多重反射（multiple reflection）によるアーチファクト

　超音波は音響インピーダンスの異なる境界面で反射が起こる．腹壁には筋膜や腹膜のように表面が平滑な膜が存在するが，これらの膜は超音波を強く反射する．プローブとこれらの膜との間でビームが繰り返し反射した後に受信されると，画像上には反射面までの距離を整数倍した位置に虚像が現れる．これを多重反射という．多重反射によるアーチファクトがよくみられるのは腹壁直下にある胆嚢（図6 A）や膀胱（図6 B）である．しかし，多重反射が一番顕著

序章

図6 多重反射によるアーチファクト

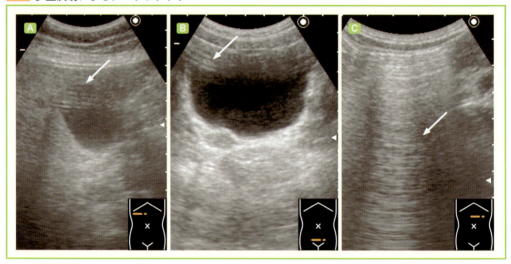

図7 外側陰影とレンズ効果

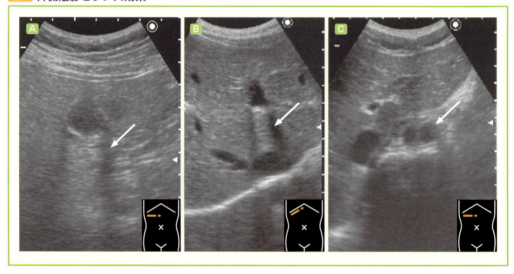

なのは消化管ガスである（**図6 C**）．消化管の中にある消化管ガス，便，腸液のエコー所見の特徴と消化管（小腸と大腸）の位置を加味すると消化管の評価に役立つ．

②屈折によるアーチファクト

a.外側陰影（lateral shadow）

　形状が球体に類似し，辺縁平滑な組織の後方両側面に生じる音響陰影を特に外側陰影という．球状組織の音速が周囲と異なるため，その組織表面での反射と，球状組織自体のレンズ様の働きで辺縁付近の屈折が強くなることにより，外側陰影が生じると考えられている．成人では肝細胞癌などの際によくみられる．胆囊（**図7 A**）と門脈臍部（**図7 B**）にみられた外側陰影を示す．

b.レンズ効果

　腹直筋などのレンズ状の組織により超音波が屈折して虚像を形成することがある．例えば上腸間膜動脈や腹部大動脈が並んで2本（実像と虚像）に見えることがある．レンズ効果によって腹部大動脈が2本に見えた像を示す（図7 C）．

③サイドローブによるアーチファクト

　プローブから発生する超音波には垂直方向に出る最も音圧の高いビーム（主極，メインローブ）と，斜め方向に出る音圧の低いビーム（副極，サイドローブ）とがある．サイドローブが強く反射されてメインローブの信号と同時に受信されると描出された画像にサイドローブによる虚像が重なってしまうことがある．膀胱（図8 A）および胆道拡張症（図8 B）に見られたサイドローブによるアーチファクトを示す．これを解消するにはビームの入射位置，角度を変えるとよい．

図8　サイドローブによるアーチファクト

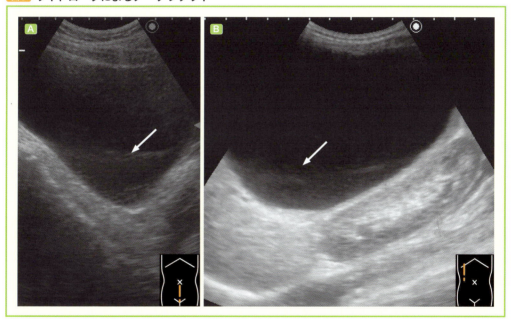

④スライス幅（slice thickness）によるアーチファクト

　超音波ビームはフォーカスがかけられてもある程度の幅をもっている．その幅の中に隣接した組織が含まれると，同一画面上にあるように見える．音響陰影を伴う消化管ガスが胆囊に近接していると，あたかも胆囊内にあるかのように描出され，胆石と間違われることがある．これを防ぐためには，多方向から走査する，つまり，プローブを90度回転させてみることが重要である．また，目的部位にビームを垂直に入射することも必要である．

⑤鏡像（mirror image）

　音響インピーダンスの大きく異なる面（例えば，横隔膜など）が存在するときに，これを鏡面として超音波が反射し，虚像をつくることがある．これを鏡像という．

序章

⑥音響陰影（acoustic shadow）

　超音波が生体内の組織によって，反射，吸収，散乱，拡散を起こすと，その組織の後方に超音波が到達しなくなる．これを超音波の減衰と呼ぶ．音響陰影は組織の後方エコーが存在しない程度に減衰した場合をいう．

　音響陰影の最たるものは骨に伴うものである．肋骨の音響陰影は左腎臓の描出の邪魔をすることがよくある（図9 A）．小児では少ないが胆石や腎結石も音響陰影の代表例である（図9 B）．虫垂炎の診断上，音響陰影を伴う糞石の存在は重要である（図9 C）．また，便塊が硬くなると音響陰影を伴う（図10 A，B）ことがあり，便秘の診断が即座にできる．

図9　音響陰影

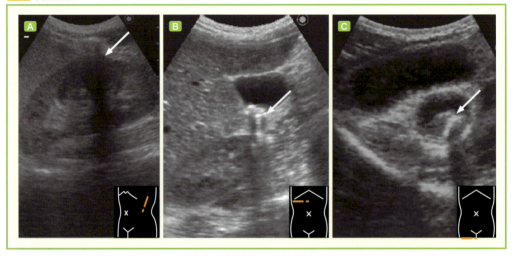

図10　便秘

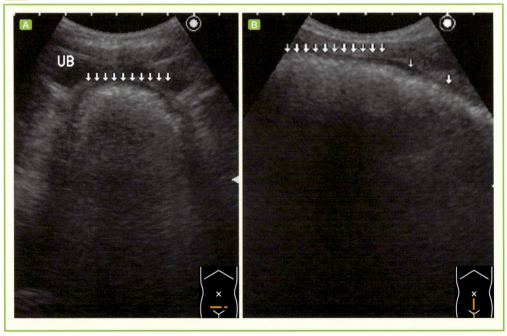

⑦音響増強（acoustic enhancement）

　囊胞（cyst）の後方は，周囲組織に比べると，反射エコーの輝度が高くなっていることが多い．均一な液体成分で満たされている部分の減衰は少ないため，後方へより多く透過した超音波は受信され，増幅されることになる．装置では深さにかかわらず輝度が均一になるように，深さが増すにつれて増幅度が増すようになっているため，わずかな反射波の増幅が著しい反射エコーの輝度増強となって現れる．これを音響増強という．卵巣囊胞（図11 A），先天性胆道拡張症（図11 B），精索水腫（図11 C）に見られた音響増強を示す．

図11 音響増強

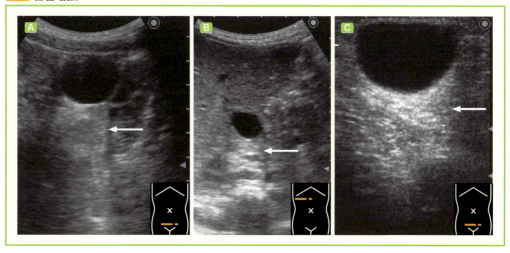

参考文献

・内田正志. 小児腹部超音波診断アトラス改訂版. ベクトル・コア; 2002. 16-31.
・内田正志. 小児腹部エコー マスターガイド 急性腹症診断スキルアップ. 診断と治療社; 2005. 1-17.
・辻本文雄, 編. 松原 馨, 他. 腹部超音波テキスト（上・下腹部）. ベクトル・コア; 2002. 339-345.
・東 義孝. いまさら聞けない腹部エコーの基礎. 秀潤社; 2003. 32-36.

1. 腹部超音波検査

　腹部エコーはCTやMRIと比べて取っつきにくいと感じている人は多いと思う．それは「エコーはリアルタイムに診断する」必要があるからだろう．つまり，「自分の頭の中にある正常像」と「目の前にある患者の画像」を一対一で比較しながら情報を把握していくのである．

　スクリーニングをする途中で「正常像と違う所見」がないかに注目することが診断・上達への第一歩である．そして，「正常像と違う所見」があれば，それが何であるかを解決すること（指導者に聞く，教科書・文献を調べる）で必ずステップアップしていく．この繰り返しである．

❶ 肝臓，胆嚢，門脈 ────────────────── 内田正志，余田　篤
❷ 膵臓 ───────────────────────── 藤井喜充，木野　稔
❸ 脾臓 ───────────────────────── 藤井喜充，木野　稔
❹ 腎臓，副腎，膀胱，子宮 ─────────────── 内田正志，平岡政弘
❺ 消化管 ──────────────── 吉元和彦，吉田光宏，余田　篤
❻ 腹部血管 ────────────────────── 内田正志，浅井宣美

1 腹部超音波検査

2 体表超音波検査

3 心臓超音波検査

4 頭部超音波検査

1 肝臓・胆嚢・門脈

門脈水平部（臍部）と肝静脈（右肋骨弓下横走査）

正常像にみるエコー所見

- プローブを肋骨弓に沿って皮膚に垂直に当てると，高エコーの壁を伴う門脈水平部とそれに続いて腹側に向かう門脈臍部が描出される．また，その下方に下大静脈の横断面が描出される（図1 A）.
- 門脈の腹側に肝動脈と胆管が並走しているが，実際にはほとんど識別できない.
- プローブを下方に回転させると下大静脈に注ぐ壁の不明瞭な肝静脈が描出される（図2）．うまくいくと3本が描出されるが，それにこだわる必要はない.

図1 門脈水平部

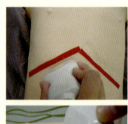
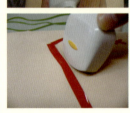
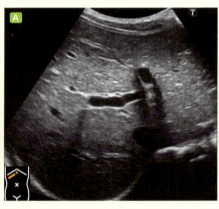
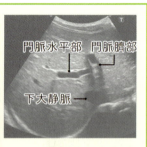

門脈水平部は年齢による差はほとんどなく，新生児でもはっきりと描出される.

図2 肝静脈

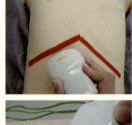
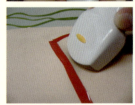
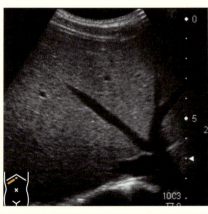
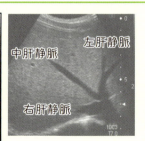

肝静脈も年齢による差はほとんどないが，心機能に影響されるので右心不全があると拡張して描出される傾向にある.

スクリーニングのポイント（成人との共通点や違いについて）

- 新生児から成人までほぼ同様に描出され，年齢に伴う変化はほとんどないと考えてよい．
- 門脈水平部を起点にプローブを上下に回転させ，肝臓内に腫瘍などの器質性病変がないかをスクリーニングするが，成人と違って，小児には肝臓病変は少ないので肝臓のスクリーニングには時間をかけなくてよい．これで問題になることはない．
- つまり，右肋骨弓下横走査では門脈水平部と肝静脈を描出した画像を記録として残すとよい．それは肝臓の横断面をチェックし，異常がないという証拠になる．

プローブ操作のポイント

- 肋骨弓下に沿ってプローブを当てると肝臓は容易に描出される．描出できない場合は吸気（息を吸ってお腹を膨らませる）をさせれば肝臓が下方に押されて描出しやすくなる．
- 新生児や乳幼児では吸気ができず腸管ガスで肝臓が押し上げられていることが多いので，プローブを肋骨に平行にずらして，肋間に当てると肝臓が描出しやすくなる．

代表的疾患

門脈水平部の観察で知っておくべき疾患は，胆道閉鎖症，先天性胆道拡張症，肝外門脈閉塞症の3つである．

● 胆道閉鎖症

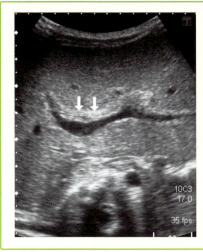
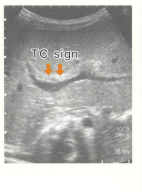

- 門脈水平部の胆管の存在する部位に索状物が存在し，それが三角形の高エコーにみえるため，triangular cord sign（TC sign）と呼ばれている．
- 臨床的に胆道閉鎖症が疑われる例で胆嚢が描出されず，TC sign を認める場合は胆道閉鎖症の可能性が高いので，速やかに小児外科に紹介する．試験開腹を行い，診断確定すれば，引き続き肝門部空腸吻合（葛西手術）を行う．

● 先天性胆道拡張症

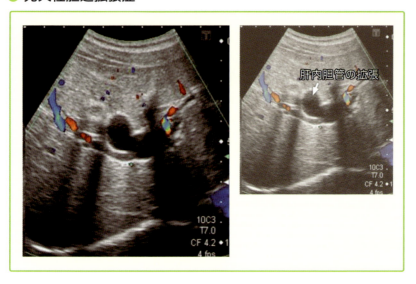

- 先天性胆道拡張症では総胆管の拡張に加えて，門脈腹側の肝内胆管の拡張がみられることがある．
- カラードプラを当てると門脈には血流信号が表示されるが，肝内胆管には血流信号が表示されないので胆管の拡張ということがわかる．

● 肝外門脈閉塞症

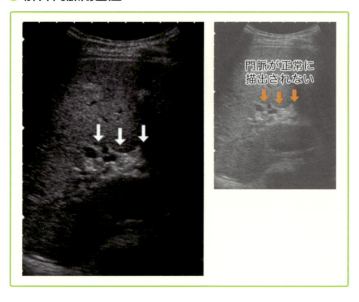

- 通常，門脈は太い血管ではっきりと描出されるが，その門脈が正常に描出されないときに考える疾患は肝外門脈閉塞症である．
- 求肝性（肝臓に向かう）側副血行路の発達が悪いと帯状の高エコーとして描出されるが，側副血行路が発達すると蛇行する多数の血管が描出される．これは肝門部斜走査のところで述べる海綿状血管腫様変化である．

門脈水平部（臍部）と肝静脈（右肋骨弓下横走査）

> **ひと口メモ**
>
> **肝外門脈閉塞症は必ず知っておこう！**
>
> - 肝外門脈閉塞症はめったに経験しない疾患であるが，必ず知っておくべき疾患である．これは何らかの原因で門脈本幹が閉塞することによって起こる．
> - 臨床像は側副血行路の発達の程度に依存し，求肝性側副血行路のよく発達した無症状例，求肝性の発達が悪く，遠肝性側副血行路が発達し，食道静脈瘤を形成して吐血で発見される例，中間の脾機能亢進症（汎血球減少）を呈する例の3型に分類される．
> - この症例（前ページ）は脾臓腫大と白血球減少（3,000/μL），血小板減少（7x10^4/μL）を呈していた．

1

腹部超音波検査

1 肝臓・胆嚢・門脈

門脈本幹と総胆管（肝門部斜走査）

正常像にみるエコー所見

- 右上腹部で肋骨弓にほぼ直角にプローブを当てると門脈本幹がくっきりと描出される．
- 門脈本幹は右上から左下に斜めに走行するように描出されるのが普通である（図1 A）が，新

図1 門脈本幹

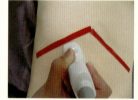
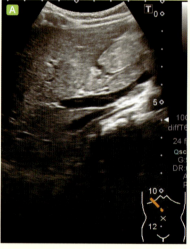
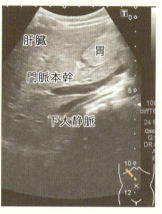

門脈本幹は学童以上では画面の右上方から左下方に向かうように鮮明に描出される．

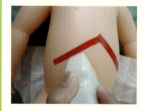
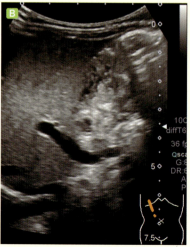
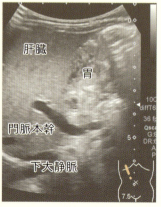

新生児や乳児では画面の右下方から左上方に向かうように描出されるが，消化管ガスの影響でうまく描出できないことがよくある．

生児や乳児期早期では右下から左上に斜めに走行するように描出される（図1 B）．その理由は腹腔に対して肝臓が相対的に大きいために門脈を下方に押し下げているためと考えられ，年齢によって変化すると考えられる（図2）．

- 総胆管は門脈本幹の腹側を斜めに横切るように走行しているが，小児期でははっきりと描出できることは少ない．門脈の腹側に描出できる管腔臓器が総胆管か肝動脈を見分けるにはカラードプラを使用するとよい．血流が表示されなければ総胆管である．
- 総胆管径は新生児では1mm未満，乳児では2mm未満，10歳までは4mm未満，それ以降は6mm未満が正常値とされる．

図2 門脈本幹の走行の年齢による違い

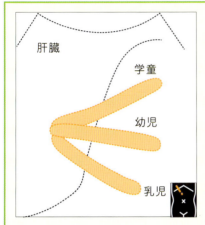

門脈本幹は通常，画面の右上方から左下方へ走行するものと考えていたが，乳児健診で腹部のスクリーニングをしていると右下方から左上方へと走行していることに気づいた．門脈本幹の走行は年齢によって変化することを把握しておくことは重要である．

スクリーニングのポイント（成人との共通点や違いについて）

- 門脈本幹の描出は後述する代表的疾患（先天性胆道拡張症と肝外門脈閉塞症）の診断にとって非常に大切な画面なので必ず描出するように心がける．
- 年齢に関係なく門脈本幹は明瞭に描出できるが，走行が年齢によって違うことを認識しておく（図2）．

プローブ操作のポイント

- 消化管ガスの少ない幼児以上では描出は容易であるが，新生児・乳児では消化管ガスの影響で門脈本幹全体の描出は難しく，肝門部の一部しか描出できないことが多い．
- 描出が難しい場合は肝臓を音響窓として，少し圧迫するように走査するとよい．

❶ 肝臓・胆嚢・門脈

代表的疾患

肝門部斜走査で注意すべき疾患は先天性胆道拡張症と肝外門脈閉塞症の2つである．

● 先天性胆道拡張症の総胆管拡張（ ひとロメモ 〈p.25〉を参照）

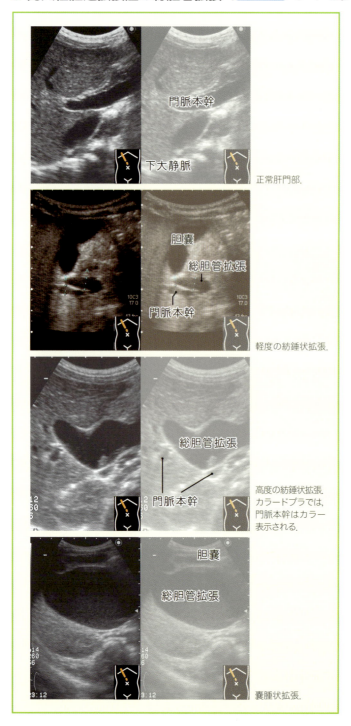

正常肝門部．

軽度の紡錘状拡張．

高度の紡錘状拡張．カラードプラでは，門脈本幹はカラー表示される．

嚢腫状拡張．

門脈本幹と総胆管（肝門部斜走査）

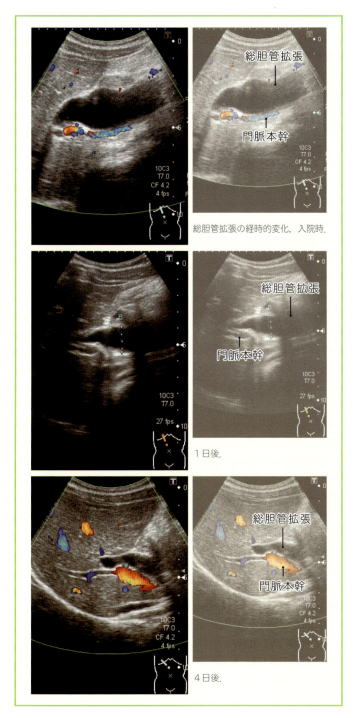

- 膵胆管合流異常説に基づいて，臨床像は閉塞性黄疸型，急性膵炎型，混合型に分類される．
- 総胆管の拡張は軽度の紡錘状拡張，高度の紡錘状拡張，囊腫状拡張までさまざまである．
- 紡錘状拡張は一過性の閉塞がとれると短時間で劇的に変化する．
- 一般的に診断は容易であるが，軽度の拡張の場合は注意が必要である．総胆管が門脈と同程度に描出されれば，胆道拡張と考えられる．

❶ 肝臓・胆嚢・門脈

● 肝外門脈閉塞症（ひとロメモ〈p.19〉を参照）

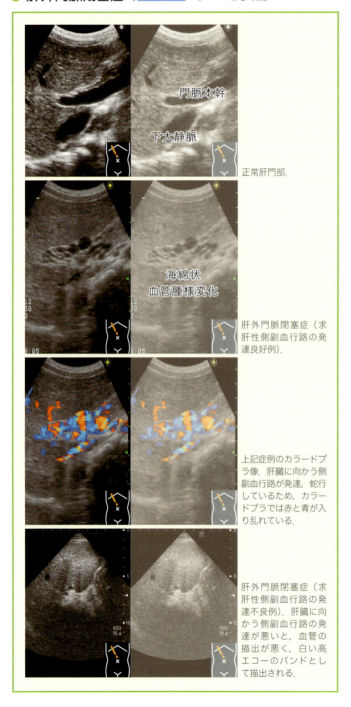

正常肝門部.

肝外門脈閉塞症（求肝性側副血行路の発達良好例）．

上記症例のカラードプラ像．肝臓に向かう側副血行路が発達，蛇行しているため，カラードプラでは赤と青が入り乱れている．

肝外門脈閉塞症（求肝性側副血行路の発達不良例）．肝臓に向かう側副血行路の発達が悪いと，血管の描出が悪く，白い高エコーのバンドとして描出される．

- 求肝性側副血行路の発達の良い例と発達の悪い例を示す．
- いずれも門脈本幹が正常に描出されないので診断は一目瞭然である．
- 大量吐血の場合は必ず門脈をチェックすることが重要である．

門脈本幹と総胆管（肝門部斜走査）

> **ひと口メモ**
>
> **先天性胆道拡張症の診断にエコーは最適！**
>
> ・先天性胆道拡張症は小児科医が医師人生で一例は経験するといわれる疾患で，閉塞性黄疸，肝機能障害，膵アミラーゼ上昇のときには必ずチェックしたいものである．
> ・中等度以上の紡錘状拡張や嚢腫状拡張の診断は容易だが，軽度の紡錘状拡張の場合は注意が必要である．
> ・つまり，門脈と同程度に総胆管が描出される場合は総胆管が拡張していると考えてよい．
> ・カラードプラでは，総胆管はカラー表示されないので簡単にわかる．

1

腹部超音波検査

❶ 肝臓・胆嚢・門脈

胆嚢（右上腹部縦走査と横走査）

正常像にみるエコー所見

- 右肋骨正中部を縦走査すると胆嚢の縦断像（長軸）が描出され，プローブを反時計回りに90度回転すると胆嚢の横断像（短軸）が描出される（図1）．

図1 胆嚢の正常像（縦断像と横断像）

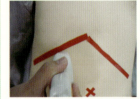
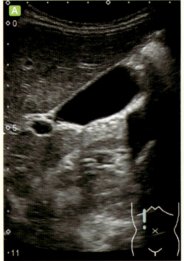
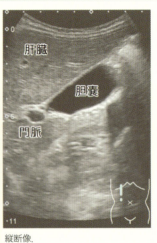

縦断像．

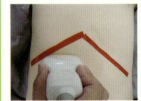
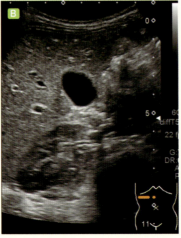
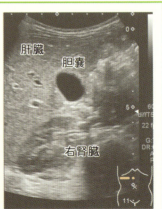

横断像．

胆嚢（右上腹部縦走査と横走査）

- 空腹時には胆汁の充満した胆嚢がくっきりと描出されるが，食後では収縮し，描出しにくくなる．新生児・乳児では，哺乳前でも描出できないことはよくある．
- 胆嚢の向きは人によって違い，少し外側を向いたり，内側を向いたりしている．また，胆嚢は屈曲して描出されることがよくある．
- 空腹時の胆嚢壁の厚さは3mm以下，胆嚢の大きさは1歳未満で長さ1.5 ～ 3cm，幅1cm以下，2 ～ 16歳では長さ3 ～ 8cm，幅3.5cm以下が正常である．

スクリーニングのポイント（成人との共通点や違いについて）

- 胆嚢の縦断像と横断像を観察し，最大に描出される長軸像と短軸像を記録する．
- 年長児では容易に描出されるが，新生児・乳児では哺乳および消化管ガスの影響により，描出が難しいことがあるが，胆道閉鎖症を疑う症例以外では描出できなくても問題になることはない．
- 小児の胆嚢病変は成人に比べて少ないが，時に胆嚢壁肥厚や胆嚢腫大，胆石をみることがある．胆嚢壁肥厚があると壁厚が5 ～ 10mmになるので簡単にわかる．肝機能障害と関係していると考えられ，急性肝炎，劇症肝炎，伝染性単核球症，血球貪食症候群，心筋炎などでみられる．

プローブ操作のポイント

- 特別な工夫は必要なく，右上腹部の縦走査と横走査で描出できる．
- ただし，消化管ガスが多いと描出がしにくくなる．乳幼児ではガスが多く，肝臓および胆嚢を押し上げているので，右肋間走査などで肝臓を通してその下面にある胆嚢を描出するとよい．

❶ 肝臓・胆嚢・門脈

代表的疾患

● 伝染性単核球症（ひとロメモ〈p.30〉を参照）

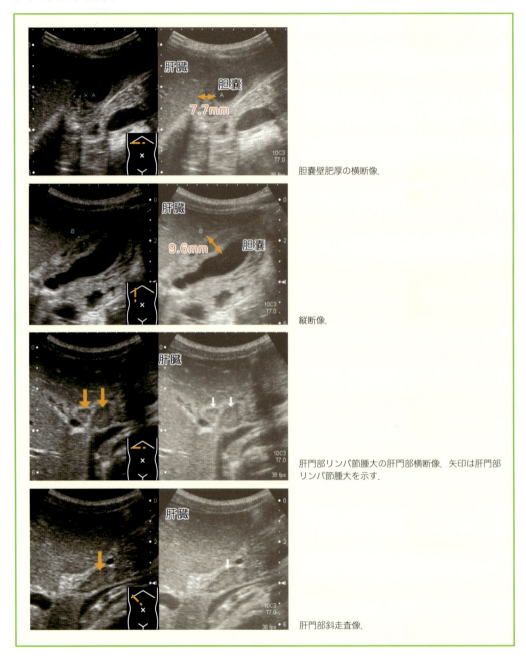

胆嚢壁肥厚の横断像．

縦断像．

肝門部リンパ節腫大の肝門部横断像．矢印は肝門部リンパ節腫大を示す．

肝門部斜走査像．

- 伝染性単核球症では肝機能障害をしばしば認める．スクリーニング行うと胆嚢壁の著明な肥厚を認める例がある．症状の軽快とともに1週間あまりで正常化する．
- 肝門部を注意深く観察するとリンパ節腫大を描出することがある．

胆嚢（右上腹部縦走査と横走査）

● 川崎病の胆嚢腫大

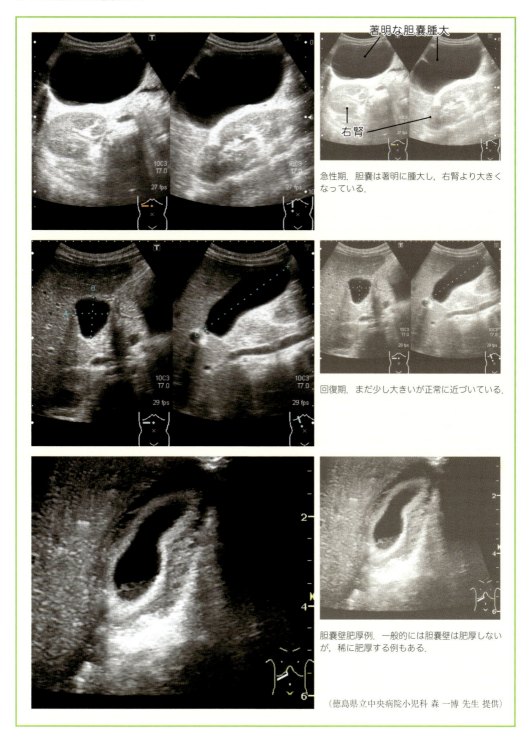

著明な胆嚢腫大
右腎
急性期．胆嚢は著明に腫大し，右腎より大きくなっている．

回復期．まだ少し大きいが正常に近づいている．

胆嚢壁肥厚例．一般的には胆嚢壁は肥厚しないが，稀に肥厚する例もある．

（徳島県立中央病院小児科 森 一博 先生 提供）

● 肝臓・胆嚢・門脈

- 川崎病の胆嚢腫大の典型例を示す．急性期の胆嚢腫大は著明で右腎臓よりはるかに大きくなっている．2週間後の回復期にはほぼ正常に戻っている．
- 多くは腫大（内腔の拡大）のみを認めることが川崎病の胆嚢病変の特徴であるが，時に胆嚢壁の肥厚を認める例もある．

> **ひと口メモ**
>
> **伝染性単核球症では胆嚢壁肥厚もチェックを！**
>
> - 伝染性単核球症は，発熱，頸部リンパ節腫大，扁桃肥大などで疑われ，特徴的な末梢血所見（異型リンパ球増加を伴う白血球数の増加）を認める．
> - 同時に肝機能障害を伴っていることがある．
> - エコーでは頸部のリンパ節腫大を確認すると同時に腹部もチェックするとよい．
> - 肝脾腫や胆嚢壁肥厚，症例によっては肝門部リンパ節の腫大も確認できる．

参考文献

・Siegel MJ. Gallbladder and biliary tract. Pediatric Sonography, 4th ed. Siegel MJ. Lippincott Williams & Wilkins 2011; 275-277.

❷ 膵臓

膵臓縦断像（上腹部横走査）

正常像にみるエコー所見

- 仰臥位でプローブを剣状突起下に横向きに当て，（横行結腸の背側にビームを入れるイメージで）頭側に倒す扇状走査を加えていくと，膵頭部から体部にかけて一部が描出される．肝左葉を音響窓として利用する方法である．体格により足側に平行走査を加える必要がある．
- 膵臓であることの確認は，頭体部境界背側の上腸間膜静脈 - 門脈移行部の横断像（輪切り像）と，膵体部背側の脾静脈で行う（図1）．この段階では脾静脈の縦断像は得られなくてよい．

図1 膵臓縦断像

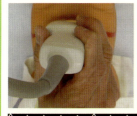
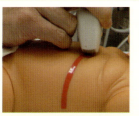
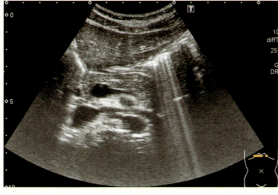
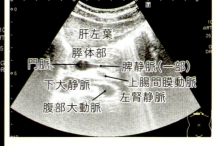

肝左葉を音響窓とした膵頭体部で，ビームはやや足側に向かうため膵体部，脾静脈，上腸間膜動脈，左腎静脈が同一画面に描出されている．

- 扇状走査と平行走査で微調整し，腹部大動脈から腹腔動脈と上腸間膜動脈の分岐を確認する．膵体部と上腸間膜動脈分岐部上端の高さで，できるだけ体壁に対し垂直に近くプローブの角度をとる．脾静脈縦断像が確認できる断面を描出し，基本画面とする（図2）．
- 膵頭体部移行部から腹部大動脈前面にかけて，膵体部に膵管が描出される．高エコー平行2本線で，内腔も確認可能である．膵体部に対し垂直にビームが入っていれば多くの場合ほぼ中央に描出されるが（図2），斜め方向（足側から見上げる形でビームの入ることが多い）だと背側1/3からさらに後方に描出されることがある．

❷ 膵臓

図2 膵臓縦断像の基本画面

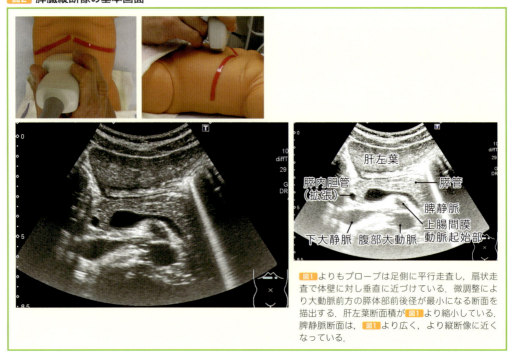

図1よりもプローブは足側に平行走査し、扇状走査で体壁に対し垂直に近づけている。微調整により大動脈前方の膵体部前後径が最小になる断面を描出する。肝左葉断面積が図1より縮小している。脾静脈断面は、図1より広く、より縦断像に近くなっている。

- 体尾部を確認するために、プローブのマーク側（画面右側）が脾門部の方向へ向かうように、左回旋走査を加える。加えるに従って画面上で体部から尾部にかけて膵実質が伸びる。体格によっては尾部先端まで描出される（図3）。逆に膵実質が短縮し画面から消失していく場合は、基本画面が描出できていない。この走査では、膵管は尾部まで追跡できない。

図3 膵臓縦断像の膵尾部

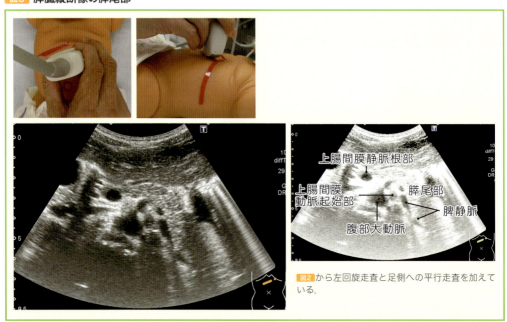

図2から左回旋走査と足側への平行走査を加えている。

スクリーニングのポイント（成人との共通点や違いについて）

- 膵腫大・萎縮：頭部-体部-尾部の前後径の年齢別参考値が報告されている（表1）[1]．正常の膵臓は，膵頭部と尾部の前後径がほぼ等しく，体部径は約2/3となる．体部前後径で小児は1.0 cm，成人で1.3 cmをカットオフの目安として問題は生じない．

表1 膵臓前後径

年齢	頭部（cm）	体部（cm）	尾部（cm）
1か月未満	1.0±0.4	0.6±0.2	1.0±0.4
1か月～1歳	1.5±0.5	0.8±0.3	1.2±0.4
1～5歳	1.7±0.3	1.0±0.2	1.8±0.4
5～10歳	1.6±0.4	1.0±0.3	1.8±0.4
10～19歳	2.0±0.5	1.3±0.3	2.0±0.4

平均値±標準偏差
出典：「北見昌広．小児超音波検査の基準値（いわゆる正常値）と正常像．小児科診療 2017; 80：1307-1314」

- 膵管径：体部で計測するのが一般的である．管腔構造は一般的には，一側壁外縁から対側膵管壁内縁までを測定する（図4 計測A）．報告によっては膵管の外縁同士を測定しており[2]，混乱しているのが現状である．成人は内腔径2 mmをカットオフ値として，膵管拡張を疑ってよいとされており[3]，経験的には空腹時乳児は内腔径1 mm前後で，幼児期以降1～2 mmの間をとるので，空腹時の内腔径2 mmを暫定的なカットオフ値として問題はない（図4 計測B）．膵管の限局性拡張や壁構造の明らかな不整がないかを確認するほうが重要である．

図4 膵臓縦断像の膵管縦断像

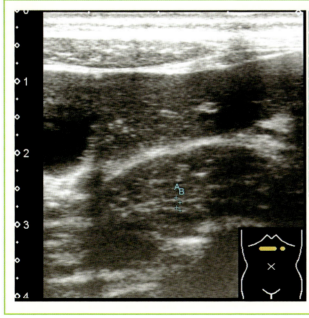
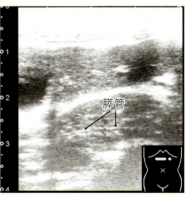

一般的な管腔の計測は一側壁の外縁から対側内縁までとなる（計測A）．実臨床では内腔径で測定し，拡張のカットオフ値を2 mmとするのが現実的である（計測B）．音響窓の影響で，計測は膵頭体部移行部に近くなっている．膵管が後方1/3に位置しているが，走査時には足側にビームが向かう扇状走査は加えていない．

- 膵実質の輝度：肝実質と同程度で均一である．新生児期は肝より高エコーであるが，新生児期を過ぎると低エコー化する．加齢とともに徐々に脂肪置換により高エコー化する[1, 4]．小児期で明らかに肝実質より高エコーとなる疾患は，嚢胞性線維症，Schwachman-Diamond症候群，慢性膵炎，ステロイドや化学療法の影響，肥満である．

プローブ操作のポイント

- 描出を容易にするために，被験者に指示を加える．
  ①左側臥位（膵頭部が前腹壁に近づく）
  ②右側臥位（体尾部が前腹壁に近づく）
  ③上半身挙上 - 坐位（肝左葉と消化管が足側に移動し音響窓が得られる）
  ④深呼吸（膵臓全体が足側にわずかに移動し前腹壁側に回転が加わる）
  の4種類である．
- 膵頭部が十二指腸ガスに遮られ描出困難な場合は，基本画面からプローブ長軸に沿って被験者左側に平行走査を加えながら（十二指腸ガスの背側にビームを入れるイメージで），左側に倒す振り子走査を加える（図5）．
- 前後径を計測するときは，扇状走査は決して加えてはいけない．基本画面は体壁に対しできるだけ垂直にプローブが当たるように設定されている．基本画面に扇状走査を加えると膵臓に対し斜め方向にビームが入ることになり，過大評価することになる．
- 膵尾部の膵管は，脊柱を取り巻く形で背側上方の脾門部に向かう．膵管壁とビームとは接線の関係になり，反射波がプローブに戻ってこないか，接線効果でビームが反射しないため，正常構造の膵管の描出自体が困難である（図6）[5]．明らかに描出されれば膵管拡張と判断する．

図5 膵臓縦断像の膵頭部

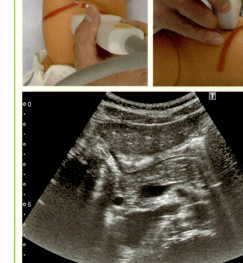
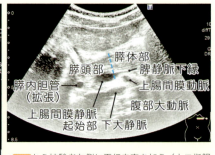

図2 から被験者左側に平行走査を加え（十二指腸球部の背側を覗き込むイメージでビームが入るように），左側に倒す振り子走査を加える．膵頭部と膵体部の境界は門脈-上腸間膜静脈左縁である（点線）．

膵臓縦断像（上腹部横走査）

図6 膵臓縦断像の膵頭部と膵尾部の膵管と超音波ビームの関係

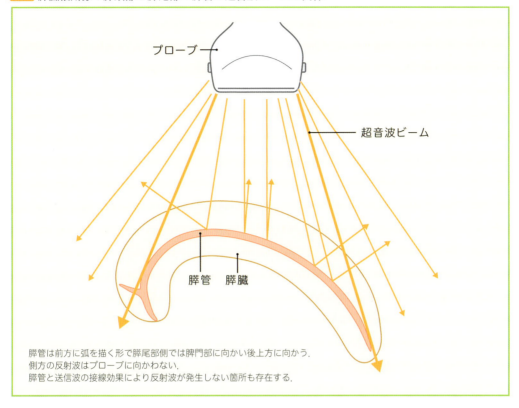

膵管は前方に弧を描く形で膵尾部側では脾門部に向かい後上方に向かう．
側方の反射波はプローブに向かわない．
膵管と送信波の接線効果により反射波が発生しない箇所も存在する．

代表的疾患

● 急性膵炎

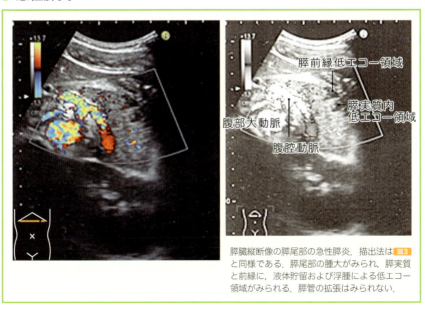

膵臓縦断像の膵尾部の急性膵炎．描出法は 図3 と同様である．膵尾部の腫大がみられ，膵実質と前縁に，液体貯留および浮腫による低エコー領域がみられる．膵管の拡張はみられない．

❷ 膵臓

- 重症度と原因を明らかにするため，
  ①膵腫大（周囲臓器との相対的な関係）
  ②膵周囲の不整低エコー（炎症性浮腫，液体貯留）
  ③膵管の拡張の有無（膵管壁の平行2本線構造が崩れる）
  ④膵内胆管の拡張と結石の有無
  を確認する．

> **ひとロメモ**
> ### 膵管・胆管合流異常はエコーで診断できない？
>
> - 答えは No！ である．
> - 膵管・胆管合流異常は，膵内胆管と膵管（のうちでも主膵管：Wirsung管）が十二指腸壁より膵実質側で合流し，共通管を形成する．膵内胆管が拡張していなければ，エコーで共通管を描出するのは困難と一般的には考えられている．
> - しかし以下の特徴を理解し，膵内胆管とWirsung管を別々に描出しながら位置関係を確認すれば，合流部を同定するのは不可能ではない．
>   ①Wirsung管は副膵管（Santorini管）を分岐した後，椎体を取り巻くように背側に向かう．
>   ②Wirsung管は背側から，膵内胆管に十二指腸壁近くで接近する．
>
>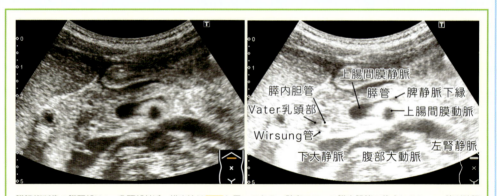
>
> 膵臓縦断像の膵頭部Vater乳頭部付近．描出法は図5と同一である．壁高エコーの膵内胆管の後方にWirsung管が確認できる．共通管の形成はみられない．

参考文献

1) 北見昌広. 小児超音波検査の基準値（いわゆる正常値）と正常像. 小児科診療 2017; 80: 1307-1314.
2) Chao HC, et al. Sonographic evaluation of the pancreatic duct in normal children and children with pancreatitis. J Ultrasound Med 2000; 19: 757-763.
3) 秋本 伸. 8. 膵臓の超音波検査. 腹部エコーのABC. 日本医師会雑誌臨時増刊 1987; 97: 233-278.
4) 西川正則. I-9 膵臓, 小児超音波診断のすべて. 金川公夫, 他編. Medical View社; 2015. 80-84.
5) 石田秀明. 腹部エコーのお悩み相談室. 文光堂; 2011. 82-83.

2 膵臓

膵臓横断像（上腹部縦走査）

正常像にみるエコー所見

- 仰臥位でプローブを心窩部やや左側で縦向きに当てる．体壁に対しほぼ垂直が基本である．
- 腹部大動脈内腔が筒状で最大前後径を示す断面が腹部大動脈矢状断であり，基本画面とする．
- 平行走査と回旋走査の微調整を加え，上腸間膜動脈と腹腔動脈の起始部を確認する．両起始部の間の前方に膵実質と脾静脈の横断像が描出される（図1）．
- 被験者の右側に平行走査を加えると，腹部大動脈が画面から消失した後，上腸間膜静脈と連続した門脈本幹が描出される．左回旋走査を加え門脈本幹の縦断像を描出する．上腸間膜静脈 - 門脈より後方に描出される膵実質が鉤状突起である（図2）．
- わずかに被験者の右側に平行走査を加えながら右回旋走査を加えると，膵内胆管の縦断像が2本の高エコー平行線として描出される（図3）．十二指腸内ガスの条件によっては，Vater乳頭部まで追跡が可能である．

図1 膵臓横断像と腹部大動脈矢状断

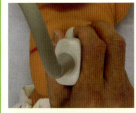
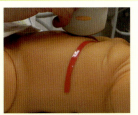
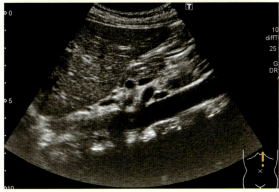
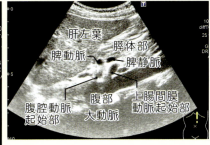

腹腔動脈には破格も多く，上腸間膜動脈から分岐する場合もある．上腸間膜動脈と同一画面に描出困難な場合は上腸間膜動脈の根部を基準にする．上腸間膜動脈は被験者の右側足側前方に向かうので，内腔が下方まで連続して描出されている場合は，腹部大動脈が矢状断で描出できていない可能性が高い．

❷ 膵臓

図2 膵臓横断像と門脈縦断像

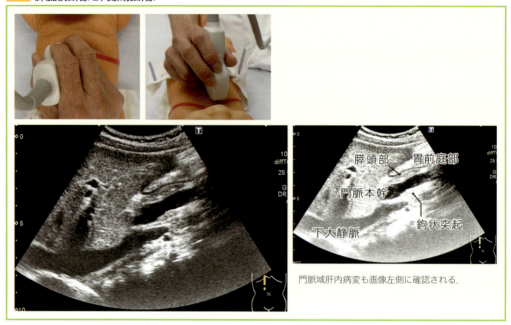

門脈域肝内病変も画像左側に確認される．

図3 膵臓横断像と膵内胆管

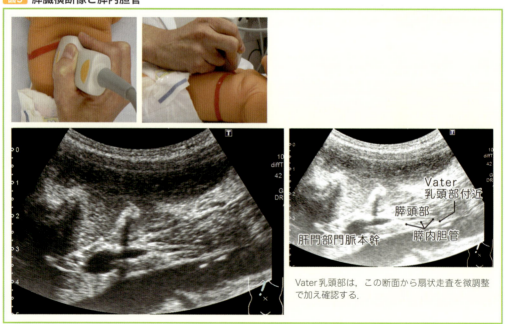

Vater乳頭部は，この断面から扇状走査を微調整で加え確認する．

スクリーニングのポイント（成人との共通点や違いについて）

- 膵臓横断像は，膵臓縦断像で描出が困難であった場合に，膵臓を同定する方法としても有用である．膵臓横断像から約90度左回旋走査を加え，膵臓縦断像の描出を試みる．成人のポイントと違いはない．

- 鉤状突起の同定は，小児ではその意義は乏しい．発生学的に腹側膵（鉤状突起）と背側膵（膵頭部‑尾部）の脂肪置換度には差があり，小児期から鉤状突起は相対的低エコーに描出されるが，成人ほど明瞭ではない．

プローブ操作のポイント

- 膵内胆管を描出する画面（図3）が，十二指腸ガスで描出困難な場合は，プローブを被験者左側に平行走査し（十二指腸ガスの後方から膵頭部にビームが入るようにするイメージで），左側に倒す扇状走査を加える．図3においては，体壁に対し垂直にビームが入る必要性はない．
- 肝外胆管から膵内胆管にかけて，左側に凸のカーブを描き背側に向かうため，膵内胆管の縦断像とVater乳頭部を同一画面に描出することは困難である．扇状走査などの微調整で確認する．

代表的疾患

● Vater乳頭部胆石嵌頓

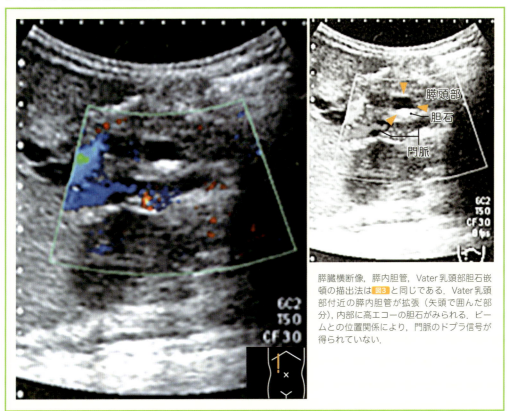

膵臓横断像，膵内胆管，Vater乳頭部胆石嵌頓の描出法は図3と同じである．Vater乳頭部付近の膵内胆管が拡張（矢頭で囲んだ部分），内部に高エコーの胆石がみられる．ビームとの位置関係により，門脈のドプラ信号が得られていない．

- 膵内胆管の縦断像は膵横断像で確認すべき箇所である．Vater乳頭部で結石嵌頓していれば，膵内胆管は拡張する．肝外（膵外）胆管より内腔が大きいことが，拡張と判断する根拠となる．

❷ 膵臓

> **ひと口メモ**
>
> **膵臓横断像は必須ではない？**
>
> - 答えは Yes！　である（と思っている）.
> - 膵臓縦断像の描出に長けてくれば，膵臓横断像は必ずしもルーチンで描出する必要はない.
> - Vater乳頭部までの膵内胆管も，膵臓縦断像で被験者頭側から足側まで，平行走査と扇状走査の微調整を加えることにより確認は可能である.
> - 膵臓横断像はむしろ，膵臓と周囲組織との位置関係を理解するのに有用である．典型的には，
>   ①腹腔動脈根部と上腸間膜動脈根部の間に脾動脈横断像が位置する
>   ②脾動脈は膵臓上縁近くに位置する
>   ③脾静脈は脾動脈より足側に横断像では位置する
>   ことが特長である（ 図1 参照）.
> - 上腸間膜動・静脈が膵鉤部と膵頭体部の間から出てくるイラストをよく見かけるが，①〜③の解剖学的位置関係が理解できていれば，違和感はないであろう.

❷ 膵臓

膵尾部

正常像にみるエコー所見

- 仰臥位中腋窩線の高さで，下部肋間の走行に沿ってプローブを当てる．第7〜9肋間（特に第7〜8肋間）のことが多いがこだわらなくてよい．
- 脾臓実質が描出されるので，回旋走査・肋間の走行に沿った平行走査・振り子走査・扇状走査を組み合わせ，微調整し，脾門部を描出する．脾門部に向かう膵尾部の実質像が確認される（図1）．
- カラードプラを用いて，脾動静脈を同定する．背側に，脾臓に向かう血流（脾動脈）と脾臓から遠ざかる血流（脾静脈）が同定される（図2）．

図1 膵尾部の左肋間走査法

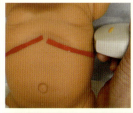
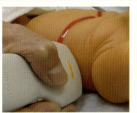
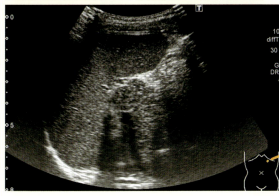
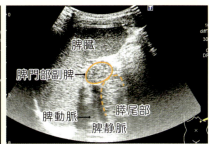

脾門部に長径2cmの副脾も確認される．

❷ 膵臓

図2 膵尾部の左肋間走査法のカラードプラ

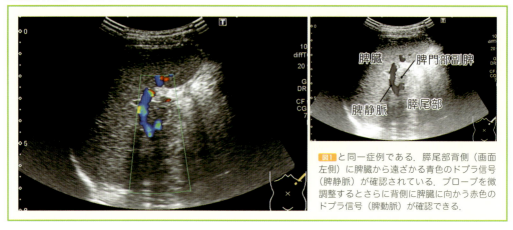

図1 と同一症例である．膵尾部背側（画面左側）に脾臓から遠ざかる青色のドプラ信号（脾静脈）が確認されている．プローブを微調整するとさらに背側に脾臓に向かう赤色のドプラ信号（脾動脈）が確認できる．

スクリーニングのポイント（成人との共通点や違いについて）

- 描出法や観察項目は，成人と異なる点はない．小児では膵尾部膵管拡張の有無の確認が最も重要である．
- 急性膵炎の膵尾部周囲不整低エコー領域は，周囲の消化管ガスに遮られ，描出は困難である．膵臓縦断像・横断像を組み合わせ確認する．

プローブ操作のポイント

- 肋間からのアプローチは，深部の視野確保を最優先する．使用するプローブはコンベックスが望ましいが，肋骨の形態に合わせセクタープローブを選択肢に加える．

代表的疾患

● 左副腎神経芽腫

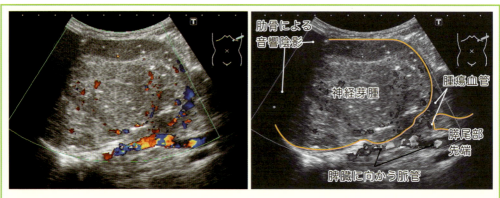

脾臓は上外側に圧排され同一画面に描出できない．左腎臓も内下側に圧排され同一画面に描出できない．膵尾部先端の一部と脾臓の脈管が一部描出されている．

- 膵尾部抽出法は，左副腎と脾門部を抽出するのに適した走査法である．
- 腫瘍性疾患では左副腎神経芽腫であるが，内ヘルニアの一種である傍十二指腸ヘルニアは脾門部を越えて上方に嵌入した腸管が一塊となって抽出される．

> **ひと口メモ**
> **肋間走査法による膵尾部描出は不要？**
>
> - 答えはNo！ である．
> - 膵管拡張の判定は膵臓縦断像より精確性が高い．膵臓縦断像では同定できなかった膵管が，膵尾部描出法で可能であることは日常的に経験する．
> - 膵尾部の心窩部からのアプローチ：膵体部の横断像から右側に倒す扇状走査を加え，膵尾部の斜め切れ像を得る方法もある（図3）．左肋間走査法（図1）と類似の画像が得られるが，脾門部は画面下側になる．消化管ガスの影響を受けやすく，左肋間走査（図1）よりも描出は困難である．
>
> **図3 膵尾部の心窩部走査法**
>
>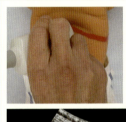
>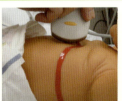
>
>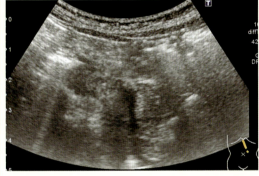
>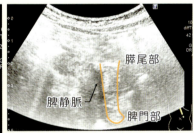
>
> 膵横断像の図2から左側にビームの入る（右側へ倒す）扇状走査を加え，脾門部にビームが向かうようにする．図1と類似した膵尾部の斜め切れ横断像が得られるが，脾門部は画像下側になる．

3 脾臓

脾臓矢状断像
（左上側腹部斜走査）

正常像にみるエコー所見

- 仰臥位中腋窩線の高さで，下部肋間の走行に沿ってプローブを当てる．第7～9肋間（特に第7～8肋間）のことが多いがこだわらなくてよい．
- 肋骨弓より下が最良位置であることはほとんどない．肋間よりも肋骨弓下のほうが，脾臓が良好に描出される場合はそれだけで脾腫を疑う．
- 脾臓の内部エコー輝度は均一で，腎と比較しやや高エコーである．肝と比較し等-高エコーの充実性臓器である．脾臓が同定できたら，回旋走査・平行走査・振り子走査・扇状走査の4走査を組み合わせて，脾動静脈が脾臓実質に流入・流出する脾門部を描出する．
- 前腹壁側で最も脾門部から遠い弧状の頂点が，脾臓前端である．前述の4走査で微調整し，脾門部と同一画面に描出する．
- 脾臓後端は，脾門部から最も遠い背側の弧状の頂点である．前述の4走査で微調整し，脾門部と前端と同一画面に描出する（図1）．

図1 脾臓矢状断

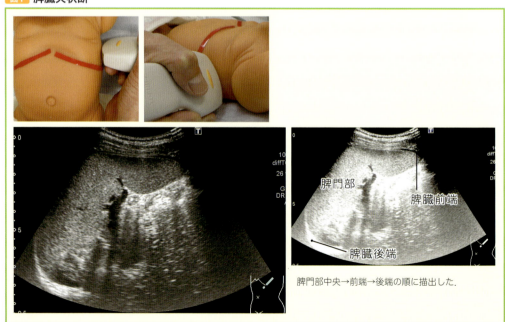

脾門部中央→前端→後端の順に描出した．

- 脾臓長径線を描出しながら扇状走査の微調整のみで，横隔膜ドームとの距離が最短になる断面を描出し，基本画面とする．
- 前端と後端の距離が脾臓長径である（図2 Line A）．
- 脾臓長径線に直交し脾門部を通る線を設定する（図2 Line B）．脾門部を通りLine Bと直交する線と，横隔膜ドームとの交点の最長距離が脾臓短径である（図2 Line C）．

図2 脾臓矢状断，spleen index

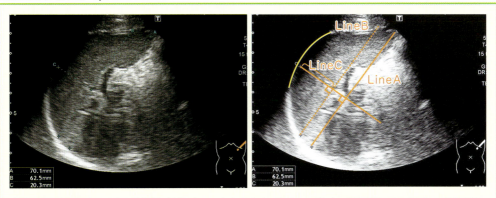

脾臓長径線（Line A）と平行な脾門部の接線（Line B）と直交する線（Line C）を，横隔膜ドームに伸ばし，横隔膜ドームとの交点が扇状走査のみで最小となる断面を描出する（基本画面）．Line C上の脾門部と横隔膜ドーム交点との距離が脾臓短径である．横隔膜ドームとの交点は肺に邪魔され，体位を工夫しても同一画面に同時に描出することができず，呼吸性移動を利用して高さを推定せざるを得ない場合も多い．図2ではドームの描出範囲端が交点であった．

スクリーニングのポイント（成人との共通点や違いについて）

- 成人と異なる点はない．
- 脾臓長径：脾腫の判定で，最も簡便な方法である（表1）[1,2]．小児では性差はない[3,4]．脾臓長径は腎の長径にほぼ等しく，年齢を問わず約1.2倍である[3-5]．脾臓の形態は，正常ではソラマメ型である．

表1 脾臓長径

年齢	10％タイル−中央値（cm）−90％タイル	最大値（cm）
0〜3か月	3.3 - 4.5 - 5.8	6.0
3〜6か月	4.9 - 5.3 - 6.4	6.5
6〜12か月	5.2 - 6.2 - 6.8	7.0
1〜2歳	5.4 - 6.9 - 7.5	8.0
2〜4歳	6.4 - 7.4 - 8.6	9.0
4〜6歳	6.9 - 7.8 - 8.8	9.5
6〜8歳	7.0 - 8.2 - 9.6	10.0
10〜12歳	8.6 - 9.9 - 10.9	11.5
12〜15歳	8.7 - 10.1 - 11.4	12.0

出典：「北見昌広．小児超音波検査の基準値（いわゆる正常値）と正常像．小児科診療 2017; 80: 1307-1314」および「Rosenberg HK, Markowitz R I, Kolberg H, et al. Normal splenic size in infants and children：sonographic measurements. AJR 1991; 157：119-121」

❸ 脾臓

- spleen index：脾臓短径も測定した場合の，脾腫の判定法である．「脾臓長径」×「脾臓短径」（単位はcm）で求める．日本人の年齢別のspleen indexの基準値が報告されている（表2）[6]．

表2 spleen index

年齢	平均±標準偏差（男）	平均±標準偏差（女）
0〜1か月	9.4 ± 1.7	
3〜4か月	11.1 ± 2.0	
5〜11か月	12.9 ± 2.6	
1歳	15.4 ± 1.9	
2歳	18.2 ± 1.7	
3〜4歳	19.1 ± 3.8	
5歳	19.6 ± 2.9	
6〜8歳	24.7 ± 4.5	23.9 ± 4.2
9〜11歳	29.4 ± 5.9	26.1 ± 5.1
12〜14歳	34.9 ± 7.1	33.0 ± 6.4

単位：cm
出典：「二村 貢. 脾臓のエコー検査. 小児科診療 1996; 59: 649-654」

プローブ操作のポイント

- 脾臓長径を求めるときの微調整は回旋走査・肋間の走行に沿った平行走査・振り子走査・扇状走査の4走査であるが，図2 の脾臓短径を求めるときは扇状走査のみである．短径を求めるときに4走査で微調整すると，脾臓矢状断（長径）からプローブの軸が外れてしまう．
- 基本画面を描出するときのコツは，脾臓前端と後端との2点を，同一画面に描出することを最優先とすることである．脾門部には幅があるので同一画面上にほとんどの場合描出される．
- 脾後端や脾臓短径の描出が肺のガスにより困難な場合は，横隔膜の呼吸性運動を利用するか，軽く右・左側臥位をかけて肺のガスによる遮蔽を回避するとよい．
- 深い吸気で脾臓は足側に移動するが，同時に前方に回転もかかる．深い呼気でプローブを当てる肋間を1つ上に上げるほうが見やすいことがある．
- 描出を容易にするために，適宜体位変換を加えるが，軽度にとどめる．右側臥位にしすぎると脾臓が体壁から離れ，形態が大きく変化する．左側臥位にしすぎると，良好なプローブのポイントが得られない．
- 側臥位を深くする必要がある場合は，通常より背側に脾臓が位置している．腹臥位にして背部からアプローチする．

代表的疾患

● 脾腫

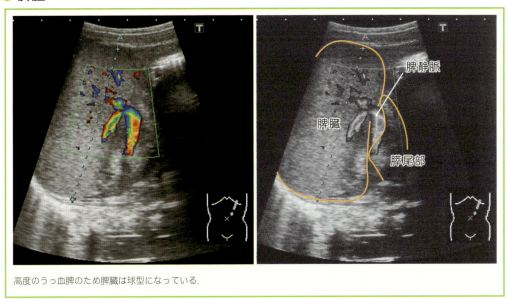

高度のうっ血脾のため脾臓は球型になっている．

- 白血病などの血液疾患のときの脾腫は，ソラマメ型の形態が失われ，球形に近くなる．EBウイルス感染症などの，非腫瘍性疾患の脾腫はソラマメ型のままサイズが増大する．

● 副脾

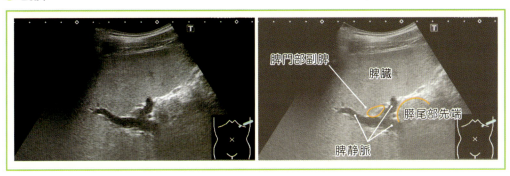

- 75％は脾門部に確認されるが，脾動脈周囲および腹腔内のあらゆる箇所に存在し得る．球形で脾臓と同一実質像であり，サイズは数mmから数cmである（膵尾部の 図1 も参照）．

❸ 脾臓

> **ひと口メモ**
> **一体，脾臓にはどのようにビームが入っているのか？**

- spleen indexの脾臓長径を脾門部の接線（図2 Line B）で計測している報告を見かけるが，明らかに誤りである．Rosenbergの報告では脾臓長径は，図2のLine Aで定義されている[2]．正常の脾臓は多彩なソラマメ型であり，脾臓長径線（図2 Line A）は脾門部の接線とはならない．
- 多くの成書で，脾臓は左腎と同様に頭→足方向に立っていて，脾門部が腎門部と同じ方向を向いているように記載されている．これは検査時の通常の脾臓の向きではない．仰臥位の脾臓は，横隔膜ドーム側が背側に倒れこむように回転がかかっており，脾門部は前方正中を向いて，膵尾部先端と向かい合う形となっている（図3）．

図3 脾臓矢状断とCTとの対比

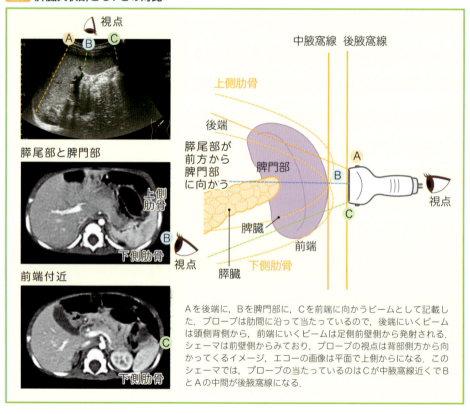

Aを後端に，Bを脾門部に，Cを前端に向かうビームとして記載した．プローブは肋間に沿って当たっているので，後端にいくビームは頭側背側から，前端にいくビームは足側前壁側から発射される．シェーマは前壁側からみており，プローブの視点は背部側方から向かってくるイメージ，エコーの画像は平面で上側からになる．このシェーマでは，プローブの当たっているのはCが中腋窩線近くでBとAの中間が後腋窩線になる．

参考文献

1) 北見昌広. 小児超音波検査の基準値（いわゆる正常値）と正常像. 小児科診療2017; 80: 1307-1314.
2) Rosenberg HK, et al. Normal splenic size in infants and children：sonographic measurements. AJR 1991; 157: 119-121.
3) Al-lmam O, et al. Ultrasound assessment of normal splenic length and spleen-to-kidney ratio in children. East Mediterr Health J 2000; 6: 514-516.
4) Eze CU, et al. Sonographic determination of spleen to left kidney ratio among Igbo school age children of south east Nigeria. African Health sciences 2014; 14: 246-254.
5) Pelizzo G, et al. Spleen size evaluation in children：time to define splenomegaly for pediatric surgeons and pediatricians. Pros ONE 2018; 13: e0202741.
6) 二村 貢. 脾臓のエコー検査. 小児科診療 1996; 59: 649-654.

4 腎臓，副腎，膀胱，子宮

腎臓，副腎（仰臥位と腹臥位による縦走査と横走査）

正常像にみるエコー所見

- 腎臓描出の基本は仰臥位での縦断像と横断像である．仰臥位の縦断像（**図1** A），横断像（**図1** B）と腹臥位の縦断像（**図1** C），横断像（**図1** D）を示す．
- ほとんどは仰臥位走査で事足りるが，仰臥位の縦断像，横断像がガスのために描出が不十分なときや，左右の腎臓の大きさをより正確に評価するときには腹臥位で走査する。腹臥位での走査は仰臥位での縦断像（**図1** A）からもわかるように，腎長軸が矢状断面に平行ではなく，腎下極が外側に開いた「ハ」の字形に位置していることに留意する。
- 右腎に比べて左腎は少し幅広く描出される（**図1** Bの破線に示す角度の違いによる）．
- 腎長径は体重に比例し，おおよその平均値は新生児（3.5 kg）で5 cm，1歳（10 kg）で6 cm，6歳（20 kg）で7.5 cm，10歳（30 kg）で8.5 cmである．腎臓の大きさの異常は一側性の場合にわかりやすく，左右差をみることが大切であり，長径だけでなく短径も比較し，より正確には長軸断面積を測定して20％以上の差があれば有意とする．
- 腎皮質，髄質は年齢に応じて変化する．皮質の輝度は新生児では肝脾と同程度かやや高いが，1歳頃までに肝脾より低くなる．腎髄質は新生児，乳児では明らかな低エコーを示し，皮髄の境界は明瞭である（**図2** A）が，次第に不明瞭になり（**図2** B），区別がつかなくなる（**図2** C）．
- 腎洞（腎中心部エコー）は新生児・乳児では高エコーを呈さない（**図2** A）が，年齢とともに高エコーになっていく（**図2** C）．
- 副腎は新生児期には大きくはっきりと描出される（**図3**）が，次第に描出しにくくなり，1〜3歳で成人とほぼ同じ像を呈する．

スクリーニングのポイント（成人との共通点や違いについて）

- 新生児，乳児，幼児では息止めや吸気ができないので自然呼吸で腎臓全体を描出する必要があるが，年長児では吸気で息止めをすると比較的容易に描出できる．
- 縦断面と横断面をスクリーニングし，最もよく描出できた断面を記録する．

プローブ操作のポイント

- 腹臥位でのアプローチはガスの影響がなく描出しやすいが，日常診療では仰臥位でのアプローチでほとんど解決するので仰臥位からの描出に習熟することが重要である．
- 右腎は右側腹部縦断面で肝臓を通して（肝臓を音響窓として）比較的容易に描出できる（**図4** A）．

❹ 腎臓，副腎，膀胱，子宮

- 左腎の描出は右腎に比べると少し工夫がいる．すなわち，右腎と同じように左側腹部縦断面にプローブを当てても消化管が邪魔して描出できない（図4 B）．そこで，プローブを外側に移動させ，まず脾臓を描出し，脾臓に接する左腎を描出するとよい（図4 C）．

図1 腎臓の縦断像と横断像（AとBは仰臥位，CとDは腹臥位）

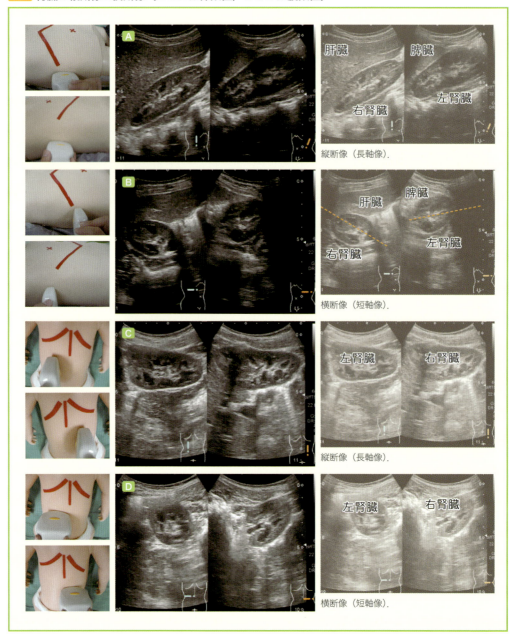

腎臓, 副腎（仰臥位と腹臥位による縦走査と横走査）

図2 腎臓の皮髄構築とエコー輝度の年齢による違い

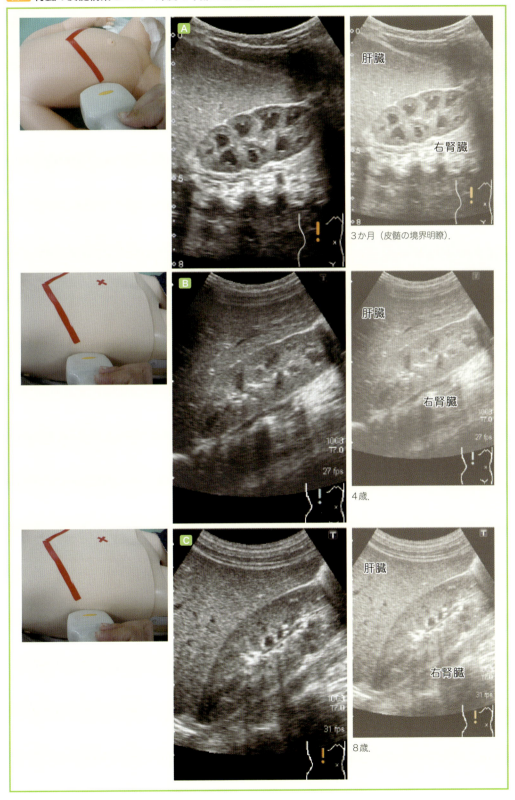

3か月（皮髄の境界明瞭）.

4歳.

8歳.

❹ 腎臓，副腎，膀胱，子宮

図3 新生児の副腎（仰臥位）

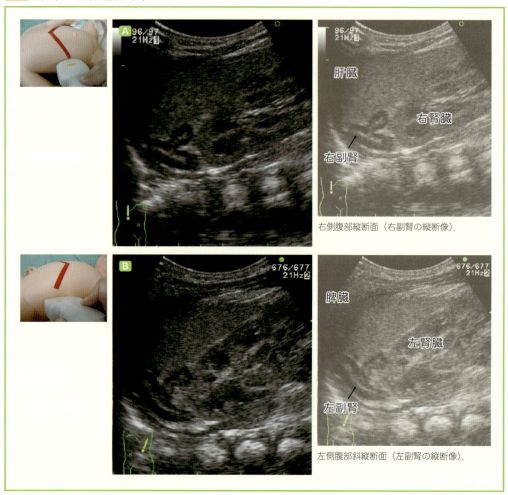

腎臓，副腎（仰臥位と腹臥位による縦走査と横走査）

図4 腎臓の縦断像（仰臥位）

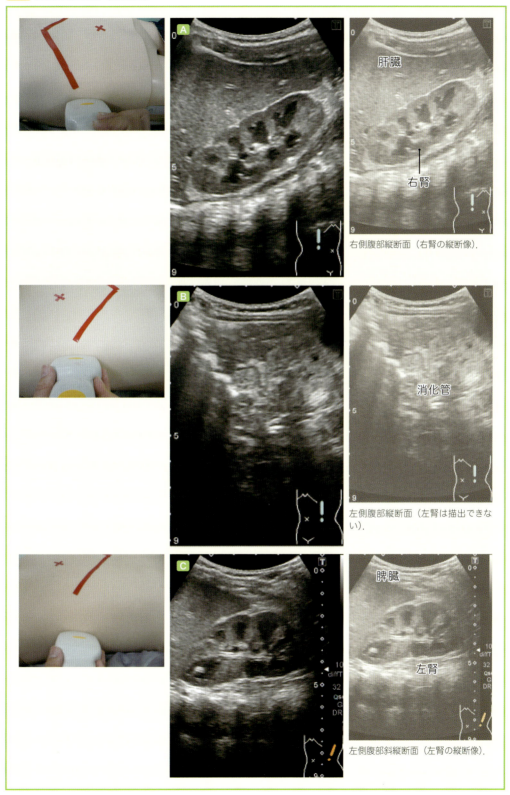

代表的疾患

腎疾患

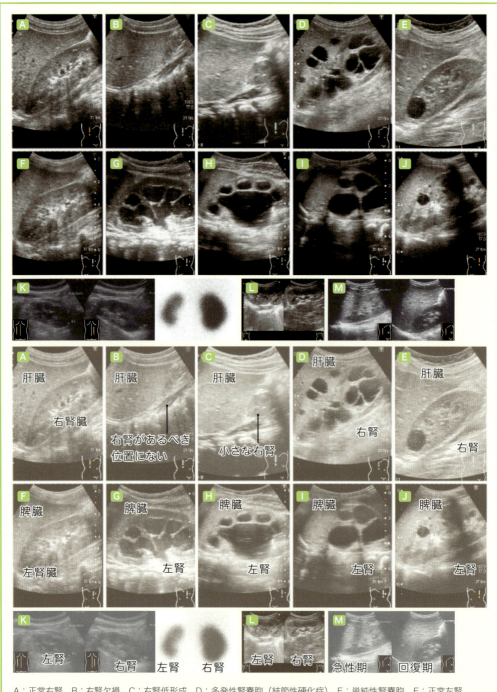

A：正常右腎，B：右腎欠損，C：右腎低形成，D：多発性腎囊胞（結節性硬化症），E：単純性腎囊胞，F：正常左腎，G：水腎水尿管症，H：水腎症，I：多囊胞性異形成腎，J：多発性腎囊胞（常染色体性優性遺伝），K：左腎低形成，L：左腎盂腎炎，M：間質性腎炎．

- 腎臓の縦断面を見るだけでひと目でわかる先天性腎疾患を示す．
- 正常右腎の縦断像を**A**，正常左腎の縦断像を**F**に示す．それとの比較で各種疾患を示す．
- **B**は右腎欠損（右腎があるべき位置にない），**C**は右腎低形成（非常に小さい右腎を描出）．
- **D**は結節性硬化症のスクリーニングでみられた多発性腎囊胞，**E**はスクリーニングで発見された単純性腎囊胞．
- **G**は水腎水尿管症（巨大尿管症）の腎杯拡張を示す．
- **H**は最も頻度の高い腎盂尿管移行部狭窄に伴う水腎症（腎盂腎杯の拡張）．
- **I**は多囊胞性異形成腎で，類似した所見を示す**D**の多発性腎囊胞との鑑別は，カラードプラで可能である．多囊胞性異形成腎には血流はないが，多発性腎囊胞には血流が表示される．
- **J**は常染色体性優性遺伝を示す多発性腎囊胞である．多数の小さな腎囊胞が見られ，加齢とともに大きさを増す．家族歴聴取が重要である．
- **K**は左腎低形成で，左腎は右腎に比して長径，短径，断面積ともに小さい．
- **L**は左腎盂腎炎で，左腎が腫大し，断面積が有意に大きい．
- **M**は間質性腎炎で右腎の急性期と回復期を示している．急性期は腎が腫大し，輝度が亢進して，皮髄の境界が不明瞭になっている．回復期には正常に戻っている．

● スクリーニング時に腎臓周囲に注目するとみえてくる疾患・病態

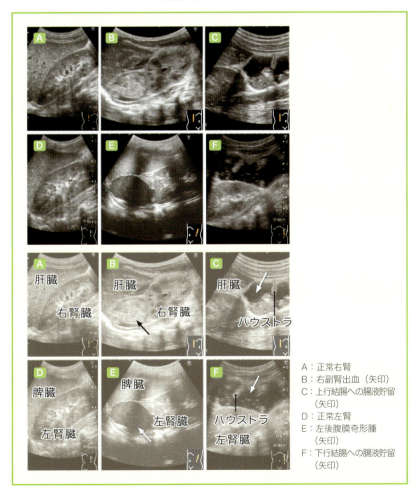

A：正常右腎
B：右副腎出血（矢印）
C：上行結腸への腸液貯留（矢印）
D：正常左腎
E：左後腹膜奇形腫（矢印）
F：下行結腸への腸液貯留（矢印）

❹ 腎臓，副腎，膀胱，子宮

- 正常右腎の縦断像を **A**，正常左腎の縦断像を **D** に示す．
- **B** は新生児にみられた右副腎出血，**E** は 6 歳児の左後腹膜奇形腫の症例である．正常像と比較すると一目瞭然である．
- **C**，**F** は上行結腸および下行結腸への腸液の貯留を示している．この所見は腸炎を示唆する．

> **ひと口メモ**
> **肝腎コントラストの基本！**
>
> - 肝臓と腎臓のエコー輝度の明暗の差について知っておこう！
> - 正常では腎臓のエコー輝度は肝臓より少し低い（左）．
> - 脂肪肝があると肝臓は bright liver になり，肝腎コントラスト陽性になる（中央）．
> - 腎実質障害があると腎臓のエコー輝度は高くなり，肝腎コントラストの逆転が起こる（右）．
> - 肝腎コントラストの逆転は慢性腎不全や溶血性尿毒症症候群の極期でみられる．
>
>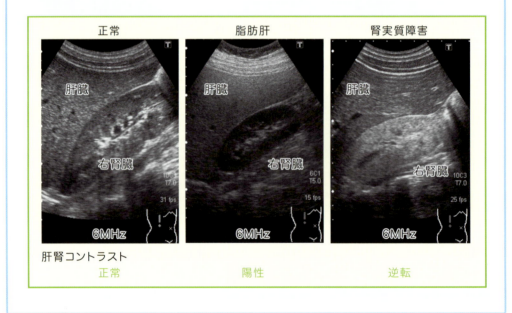

参考文献

- Han B, Babcock. Sonographic measurements and appearance of normal kidneys in children. Am J Roentgenol 1985; 145: 611-619.

④ 腎臓, 副腎, 膀胱, 子宮

膀胱, 卵巣, 子宮
(下腹部正中横走査と縦走査)

正常像にみるエコー所見

- 下腹部正中部を横走査すると膀胱の横断像が描出され (図1 A), プローブを時計回りに90度回転すると膀胱の縦断像が描出される (図1 B). 膀胱の背側には直腸が描出されるが, 正常 (便がない状態) では目立たない (よく観察しないとわかりにくい).

図1 膀胱の横断像と縦断像 (男児, 下腹部正中の横走査と縦走査)

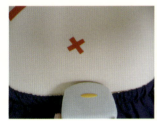
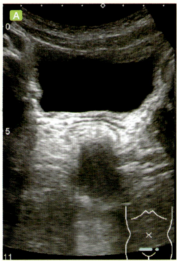
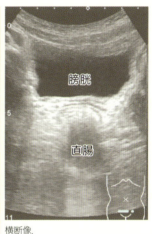

横断像.

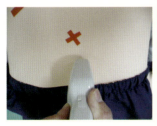
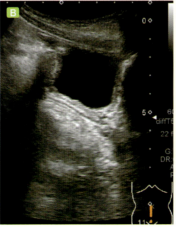
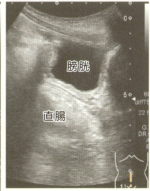

縦断像.

❹ 腎臓, 副腎, 膀胱, 子宮

- 膀胱壁は膀胱の進展状態で変化するが, 上限は充満時で3 mm, 空で5 mmである.
- 女児では膀胱と直腸の間に子宮の横断像 (図2 A) と縦断像 (図2 B) が描出される.
- 卵巣は膀胱の左右の下部に位置するが必ずしも描出できるとは限らないし, 描出できなくて問題になることはない.

図2 膀胱の横断像と縦断像 (女児, 下腹部正中の横走査と縦走査)

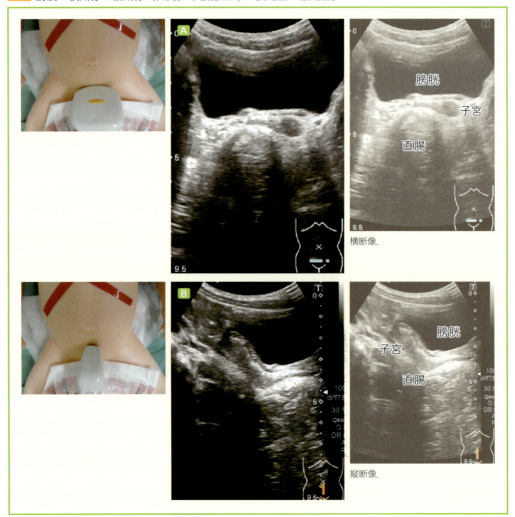

- 子宮の年齢による大きさの変化 (縦断像) を図3 に示す. 新生児は母親からのホルモンの影響で容易に描出できる (図3 A). 長径3 cm, 短径1 cm前後である. 母親からのホルモンの影響がなくなるにつれて小さくなり, 幼児期が一番小さい (図3 B). 8歳頃から次第に大きくなり (図3 C), 思春期になるとエストロゲンの影響で大きくなり, 長径5〜6 cm, 短径2 cmくらいになる (図3 D).

膀胱，卵巣，子宮（下腹部正中横走査と縦走査）

図3 子宮の年齢による変化（下腹部正中縦走査）

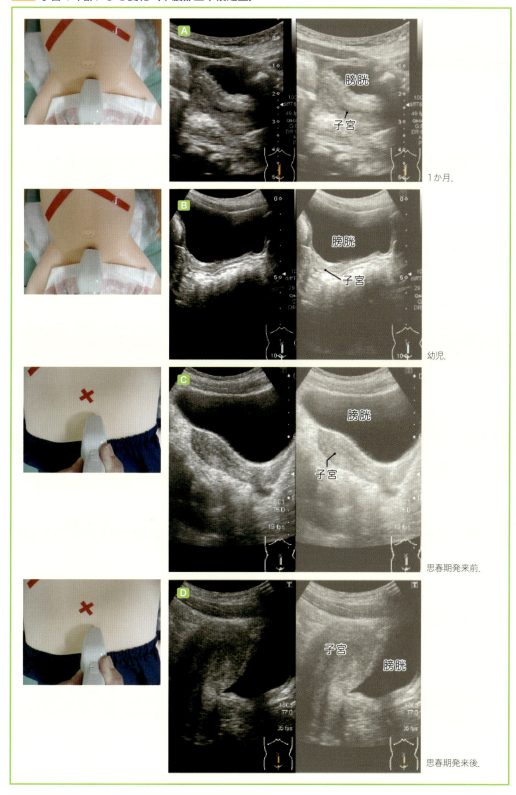

A 1か月.
B 幼児.
C 思春期発来前.
D 思春期発来後.

4 腎臓, 副腎, 膀胱, 子宮

スクリーニングのポイント（成人との共通点や違いについて）

- 年齢による違いはほとんどないが, なるべく膀胱を充満させた状態で観察する.
- 充満が不十分な場合は新生児, 乳児では哺乳後, 幼児以降では水分をとらせた後に観察するとよい.
- 横断面と縦断面をスクリーニングし, 最大断面を記録する.

プローブ操作のポイント

- 下腹部正中で横走査すれば容易に膀胱の横断像を描出できる. そして, プローブを90度時計回りに回転すれば縦断像が描出できる.
- 女児では必ず子宮を確認するように心がける. 卵巣は描出できなくても問題ない.

代表的疾患

● ひと目でわかる膀胱疾患の数々（下腹部正中横走査）

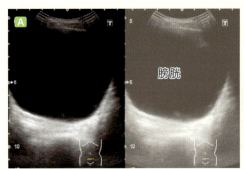

尿閉：膀胱が腫大し, 壁は伸展している.

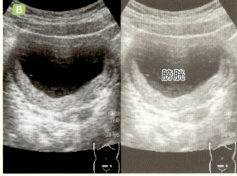

細菌性膀胱炎：全周性に壁が肥厚しているのが特徴である.

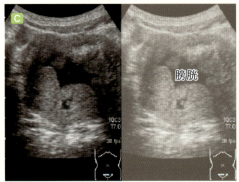

出血性膀胱炎：この症例では著明な壁の肥厚を認めた. アデノウイルスが原因ウイルス.

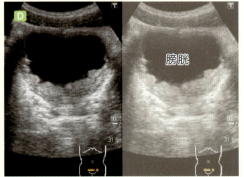

好酸球性膀胱炎：限局性に壁が肥厚している.

膀胱，卵巣，子宮（下腹部正中横走査と縦走査）

● 卵巣嚢腫の茎捻転の数々（下腹部正中縦走査）

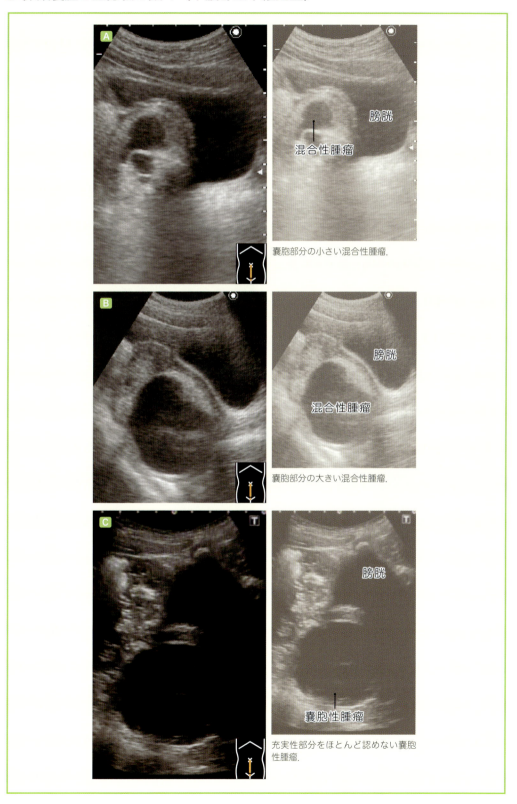

嚢胞部分の小さい混合性腫瘤．

嚢胞部分の大きい混合性腫瘤．

充実性部分をほとんど認めない嚢胞性腫瘤．

④ 腎臓，副腎，膀胱，子宮

- できるだけ膀胱を充満させて検査することが重要である．膀胱を音響窓として，卵巣嚢腫は容易に描出できる．
- 基本は混合性腫瘤（嚢胞部分と充実部分が混在）であるが，充実部分が大部分を占める例や嚢胞部分が大部分を占める例があることも知っておくとよい．

● 知っておきたい膀胱周囲の異常（下腹部正中横走査）

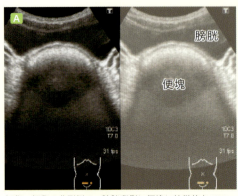

便秘：便秘の典型例で，膀胱背側に便塊に特徴的なエコー所見（表層が高エコーで次第に減衰する）を認める．

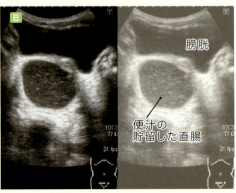

下痢症：比較的重症の下痢症では直腸に便汁が貯留するため，直腸後壁が描出できる．

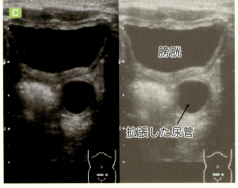

水尿管症（巨大尿管症）：尿管膀胱移行部狭窄があり，尿管が著明に拡張している．注意深く観察すると蠕動がわかる．

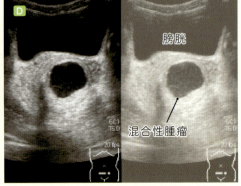

卵巣嚢腫の茎捻転（前項の「卵巣嚢腫の茎捻転の数々」で述べた混合性腫瘤）

> **ひと口メモ**
> **下腹部の正常像の把握は各種疾患・病態把握に有用！**
> - 下腹部正中の横断面と縦断面で膀胱や直腸，子宮がどのように見えるかを把握しておくといろいろな疾患が比較的容易にわかる．
> - 特に便秘や卵巣嚢腫の茎捻転の診断に有用である．

参考文献
- Jequier S, et al. Sonographic mesureaments of normal bladder wall in children. AJR 1987; 149: 563-566.

5 消化管

頸部食道（横走査と縦走査）

正常像にみるエコー所見

- プローブを頸部，甲状腺峡部が描出できる高さでは，食道は甲状腺左葉の背側に描出できる（図1）．
- プローブを頭側，尾側にスライドさせることにより，梨状窩から上縦隔までの頸部食道を描出することができる（図2）．
- 高周波のプローブを用いると食道の層構造が描出できる．

図1 頸部食道横断像（13MHz リニアプローブ）

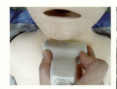
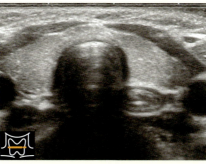
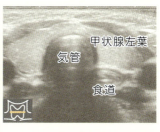

気管の左側，背側寄りに頸部食道を描出できる．

図2 頸部食道縦断像（13MHz リニアプローブ）

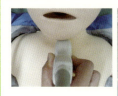
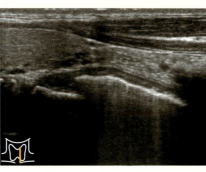
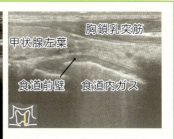

高周波のプローブでは，食道前壁の層構造を描出できる．嚥下により，ガスの通過が確認できる．

❺ 消化管

スクリーニングのポイント（成人との共通点や違いについて）

- 仰臥位で肩の下にタオルなどを入れて，頸部を伸展させた状態で観察する．
- 頸部食道の異物，梨状窩瘻を診断することができる．
- 梨状窩瘻は左に多く，食道から甲状腺左葉の背側まで連続するガス像や液体の漏出像を描出することで診断を確定できる．

プローブ操作のポイント

- 食道の走行がわかりにくいときには唾液や空気を嚥下してもらうことで内腔を通過するガスや液体を確認すると食道の走行を理解しやすい．
- 頸部には皮下脂肪が少ないので強く圧迫しないように注意が必要である．強く圧迫すると気管が圧迫されるため痛がり，嫌がって暴れる原因となるので注意が必要である．

代表的疾患

● 先天性梨状窩瘻

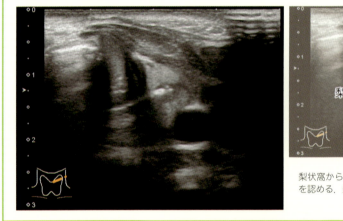
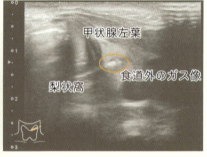

梨状窩から甲状腺左葉の背側に連続するガス像を認める．梨状窩瘻の典型的な所見である．

- 梨状窩瘻は頻度の少ない疾患であるが，単なる頸部の膿瘍として治療すると再発するため，本症を疑って検査することが重要である．
- 理由は不明だが，そのほとんどは左側である．特に左の甲状腺炎や甲状腺周囲の膿瘍をみた際には本症を想定することが必要である．
- 先天性梨状窩瘻の診断には透視検査が行われることが多いが，乳幼児では透視での描出が難しい場合がある．
- 頸部エコー検査では，腫脹している側の梨状窩から甲状腺の背側まで連続する点状エコーを認めることで梨状窩瘻を強く疑う．
- 内部の点状エコーの移動性が確認できると瘻孔の診断が確定できる．

頸部食道（横走査と縦走査）

> **ひと口メモ**
>
> ### 頸部エコーは情報がいっぱい
>
> - 成人では頸部のエコー検査は主に甲状腺を観察することが多いが，小児では口腔内から上縦隔の一部までを観察できる重要なエコーウィンドウである．声帯周囲の気管の腫れや声帯の動き，気管挿管時のチューブの確認など気道に関する情報を得ることもできる．
> - 消化管に関しては，舌根部の嚢胞，甲状舌管の描出，咽頭部の異物などを確認することもできる．
> - 頸部のリンパ節炎の評価もでき，化膿性リンパ節炎の排膿時期なども決定できる．日頃から積極的にプローブを当てるように心がけたい部位である．

1

腹部超音波検査

5 消化管

食道胃接合部（心窩部縦走査）

正常像にみるエコー所見

- プローブを心窩部に縦に当てる．
- 肝臓の左葉をエコーウィンドウにして，腹部食道から胃食道接合部を描出できる（図1）．
- 大動脈が左背側に近接しているので描出の目安になる．
- わかりにくいときには唾液や空気を嚥下してもらうことで内腔を通過するガスや液体を確認すると食道の走行を理解しやすい．

図1 胃食道接合部縦断像（心窩部縦走査 6MHz コンベックス）

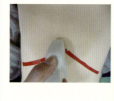
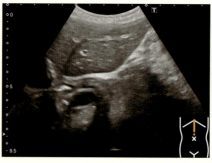
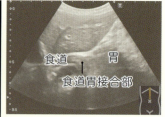

肝左葉をエコーウィンドウにすることで，下部食道や食道胃接合部を描出できる．

スクリーニングのポイント（成人との共通点や違いについて）

- 仰臥位で観察する．
- 乳児では腹圧の上昇（啼泣など）に伴い生理的な食道胃逆流現象（GER）が確認できる．

プローブ操作のポイント

- 肝臓の左葉をウィンドウにでき強く圧迫しなくても描出できるが，左右に少しでもずれると描出できない．
- 強く圧迫すると肋骨弓に当たり痛みを伴うので，強く圧迫しすぎないように注意する．
- 内容物の移動が重要な観察ポイントの一つなので，静止画よりは動画の保存が望ましい．

代表的疾患

● 胃食道逆流症（GERD），食道裂孔ヘルニア

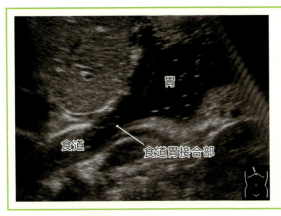

胃食道逆流症（GERD）．心窩部部縦走査で食道胃接合部が開いたままで，胃内の糖水が向かって左側の食道に逆流するのが，リアルタイムで観察される．

（大阪医科大学小児科 余田 篤 先生 提供）

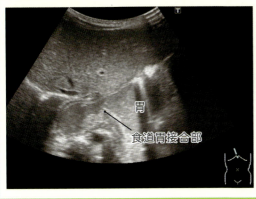 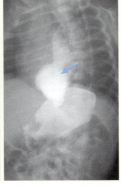

食道裂孔ヘルニア．心窩部部縦走査で胃内容が食道に逆流するが，食道下部が円形に描出される．上部消化管造影で食道裂孔ヘルニア（矢印）が明らかである．

（JCHO徳山中央病院小児科 内田正志 先生 提供）

- 逆流現象は乳児では生理的にみられる．哺乳後に観察することで比較的容易に観察できる．
- 病的なGERでは腹部食道が短縮していたり，逆流時に食道裂孔ヘルニア様の状態になったりするため，食道胃接合部の壁が肥厚してみえることがある．

> **ひと口メモ**
> **透視がなくてもGERが確認できる**
>
> - 食道胃接合部は消化管のなかでも固定されている部位なので特に乳児では明瞭に観察することができる．従来は放射線を用いた透視検査以外では画像的にGERを確認できなかったが，現在ではエコーで動画を保存することで確認することができる．
> - 消化管透視は被ばく量が少なくない検査なので特に小児では避けたほうがよく，低年齢の小児ではエコーでの確認が望ましい．また同部位の壁の厚さも評価できるため，消化管透視よりも多くの情報を得ることができる．

5 消化管

胃前庭部（上腹部横走査と縦走査）

正常像にみるエコー所見

- 肝臓の左葉をエコーウィンドウとして使い，胃前庭部から十二指腸球部までを描出することができる（図1）．
- 胃前庭部は通常，前壁の層構造が明瞭に描出できる．胃内容が虚脱した状態や胃内に脱気水を貯留させた状態であれば，後壁の層構造も描出可能である（図2）．7.5MHz以上のリニアプローブを用いると壁は5層に描出される．
- 層構造は，内腔から，粘膜と内腔の境界（高エコー），粘膜（低エコー），粘膜下層（高エコー），筋層（低エコー），漿膜（高エコー）のように描出される．

図1 胃前庭部（縦断像）

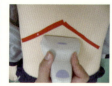
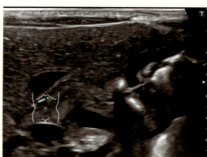
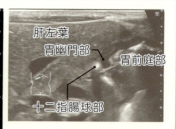

肝左葉をエコーウィンドウにして，胃前庭部〜十二指腸を描出する．

図2 胃前庭部（横断像）

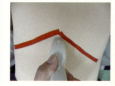
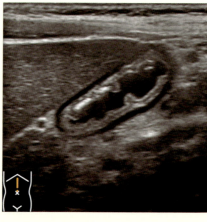
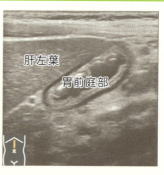

胃内に液体があると後壁も描出できる．

スクリーニングのポイント（成人との共通点や違いについて）

- 胃内容物の量や体位によって胃の前庭部や幽門の位置が変化することに注意が必要である．
- 胃内容物が貯留していると前庭部および幽門部は患者の右側へ移動する．また左側臥位では胃は左に移動し幽門部が脊椎の全面に位置することが多い．さらに右側臥位では胃体下部から胃前庭部が脊椎の全面に移動して描出し易くなるが，幽門部は脊椎の右側に移動し前庭部の背側に位置するので描出が難しくなる．ただし体位変換による胃内ガスの移動に留意する必要がある．
- 層構造の厚みやエコーレベルの変化，蠕動運動や圧迫による変形の具合などを評価することが必要である．見逃しを防ぐためには縦断像と横断像の2方向でスクリーニングするのが良い．

プローブ操作のポイント

- 内容物の量によっては少し圧迫したほうが壁の層構造を明瞭に描出できる．
- 低月齢の乳児ではプローブをできるだけゆっくりと動かすことで見逃しを減らすことができる．
- 幽門管を描出するには肝臓を頭側に圧排するように圧迫を行うと腹壁の直下に幽門部を誘導することができる．体位は右下側臥位が観察しやすい．

代表的疾患

● 肥厚性幽門狭窄症

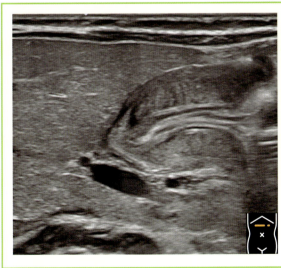
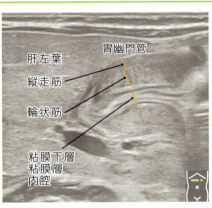

通常は肝左葉をエコーウィンドウにする．高周波のプローブを使用し，適切な圧迫を行うことで，腹壁直下に幽門管を描出することができる．

- 肝臓の左葉をエコーウィンドウにして描出することが多いが，適切に圧迫を加えると腹壁直下に描出することができる．胃内に適量の水分を入れることで幽門管の描出がしやすくなるだけでなく，液体の通過の有無を確認することができる．通過の有無はカラードプラやパワードプラで確認することができる．

- 従来は壁の厚さで評価していたが，高周波のプローブを使用すると幽門管壁の層構造を描出することができる．
- 胃の蠕動運動に合わせて，一過性に幽門筋の肥厚や幽門管の延長が正常で観察されることがあり，本症では恒常的に肥厚と延長が観察されることが重要である．

胃潰瘍，急性胃粘膜病変

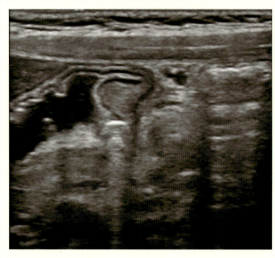
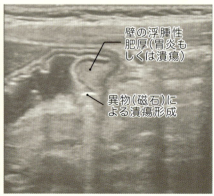

複数の磁石誤飲により胃と小腸が穿通した症例．

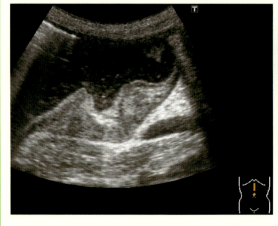
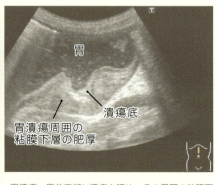

胃潰瘍．胃前庭部に潰瘍を認め，その周囲の粘膜下層が肥厚している．

（JCHO徳山中央病院小児科 内田正志 先生 提供）

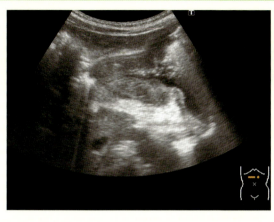
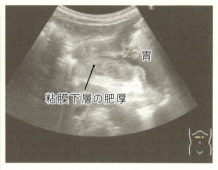

急性胃粘膜病変．胃前庭部の壁肥厚が明らかである．粘膜下層の肥厚である．

(JCHO徳山中央病院小児科 内田正志 先生 提供)

- いずれも壁の浮腫性の肥厚を伴うことが多い．潰瘍は周囲の第3層の肥厚による隆起に囲まれた，内腔との境界が高エコーを呈する病変として描出されることが多いが，病期によりその像は変化する．小さな胃潰瘍では胃粘膜の表面に不整が見られ内腔との境界が高エコーを呈する像として描出されることがある．潰瘍周囲は胃内に少量の脱気水を入れると描出しやすい．急性胃粘膜病変は広範囲にわたり第3層の浮腫性肥厚が見られる．特に前庭部に多い．
- 胃と十二指腸内に磁石があったために形成された胃潰瘍．金属の異物はエコーでは描出しにくいが，異物の周囲の壁の肥厚や潰瘍を示唆する粘膜層の高エコーから，異物の存在が疑われる．

> **ひと口メモ**
>
> **胃前庭部の描出は体位変換が重要**
>
> - 胃前庭部は胃のなかでは最も描出しやすく情報が多い部位であるが，明瞭に描出するには工夫が必要である．
> - 胃内容物が貯留している場合には左側臥位にすることで内容物を胃底部に流すと前庭部が見やすくなることがある．但し，胃内のガスが胃前庭部に移動し後壁の描出が困難となることもある．また胃内に液体を注入した場合には右側臥位にすることで後壁も明瞭に描出できることが多い．
> - 肥厚性幽門狭窄症の診断では，同じ体位でも胃内容物の量によって，幽門の長軸像が腹背，左右，右左方向など変わることも多く，描出しやすくなったり逆に描出しにくくなったりする．

5 消化管

十二指腸球部（上腹部横走査）

正常像にみるエコー所見

- 十二指腸球部は肝十二指腸靱帯で肝門部に固定されており，肝下面にあるため，肝臓をエコーウィンドウとして描出することになる（図1）．
- 十二指腸壁は胃壁と比較すると薄く，正常では層構造の描出は高周波のリニアプローブでも難しい（図2）．
- 絶食した状態では十二指腸球部は虚脱し内腔にガスがあることが多いため，前壁のみが描出可能である．

図1 胃前庭部から十二指腸球部

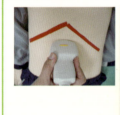
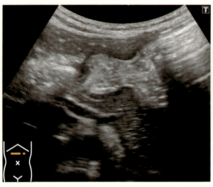
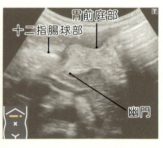

十二指腸壁は胃壁よりも薄いため，層構造は描出しにくい．

スクリーニングのポイント（成人との共通点や違いについて）

- 脱気水を胃内に注入したり，水分を飲用させたりすることで壁を描出できるようになる．
- 圧迫が強すぎると虚脱して十二指腸自体を認識することが難しくなるので注意が必要である．また，腹部縦走査のほうが観察しやすい場合もある．

プローブの操作ポイント

- 空腹時には，描出しにくいことがある．哺乳後や飲水後に検査をすると描出しやすくなる．
- 横走査の場合には，左側臥位にすると，胃の左への移動に伴い胃前底部・幽門と直線化するので描出しやすくなる．
- 逆に右側臥位では描出しにくい．

代表的疾患

● 十二指腸潰瘍

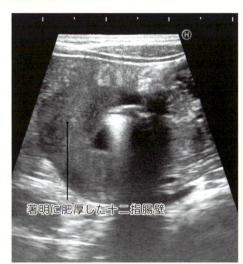
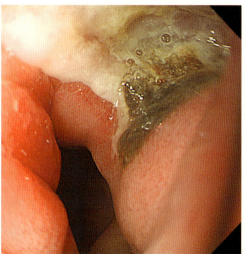

著明に肥厚した十二指腸壁

典型的な十二指腸潰瘍のエコー所見である．十二指腸球部前壁は著明に肥厚し層構造は不明になっている．内視鏡では半周性に潰瘍（白苔）あり，エコーでは十二指腸潰瘍周囲の壁肥厚をとらえることができる．

（徳島県立中央病院小児科 森 一博 先生 提供）

- 十二指腸潰瘍は球部前壁にできることが多い．エコーでは潰瘍周囲の壁肥厚をとらえることができる．穿孔や活動性出血が問題となる．穿孔の場合には希釈した超音波造影剤を胃内に注入すると，腸管外に漏出するという報告がある．また活動性出血の場合には，静脈内に注射することで消化管内腔への造影剤漏出を確認できるという報告がある．

> **ひと口メモ**
>
> **十二指腸球部は正常では見えにくい**
>
> - 上部消化管のエコー検査では体位変換，飲水などの工夫をすることで格段に描出しやすくなることがある．十二指腸球部の描出は，これらの工夫をしても正常では難しく，十二指腸狭窄や十二指腸閉鎖などの通過障害がある場合にのみ内容物が充満して描出がしやすくなる．
> - 逆にいえば，十二指腸球部が明瞭に描出できる場合には何らかの異常がある可能性も考慮する．
> - 日常的に消化管のスクリーニングをすることで，十二指腸球部が正常ではどの程度見えにくいのかを確認しておくことが異常所見の存在に気づくきっかけになる．

⑤ 消化管

十二指腸下行脚
（上腹部横走査と縦走査）

正常像にみるエコー所見

- 日常的に十二指腸下行脚のみを意識して描出することはあまり多くない．
- 通常は膵頭部，十二指腸球部，水平脚などを描出する過程で同時に描出される．
- 正常では虚脱しており認識することは難しいが，内容物の通過によって，その位置を認識することができる．
- 十二指腸下行脚は腹壁から深部にあり高周波プローブでの描出は難しいため，壁の層構造は正常では描出できないことが多い．

図1 十二指腸下行脚（上腹部横走査）

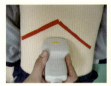
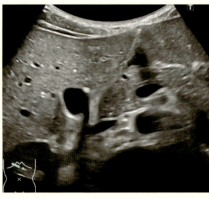
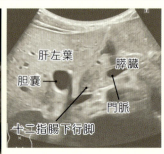

膵頭部に接して十二指腸下行脚を描出できる．一見すると膵頭部の一部に見えるが，内部エコーが変化することから十二指腸の内腔を確認できる．

スクリーニングのポイント（成人との共通点や違いについて）

- この部分自体に特異的に起こる疾患としては十二指腸閉鎖や十二指腸狭窄があり，これらでは胃および十二指腸球部が拡張する．
- これより遠位側の水平脚以降に通過障害があると拡張して描出しやすくなる．拡張した十二指腸を見たら，中腸軸捻転を伴う腸回転異常などを疑う必要がある．
- 正常では層構造の描出が難しい．壁の描出が可能となるのは，壁肥厚が著明な場合や通過障害による内容液の貯留がある場合に限られる．

プローブ操作のポイント

- 上腹部縦走査では，肝臓の右葉（＋胆のう）をエコーウィンドウにして描出できる．
- 描出しにくい場合には少量の水分を服用させ，右側臥位にしばらくしておき，再度，仰臥位にして観察すると内腔を水分が通過することで下行脚を認識しやすくなる．
- 右側腹部から背部の横走査で，腎臓をエコーウィンドウにして描出することもできる．十二指腸自体を確認しにくい場合には内腔をガスが通過するまでプローブを動かさずに観察するとよい．

代表的疾患

● 十二指腸閉鎖，十二指腸狭窄

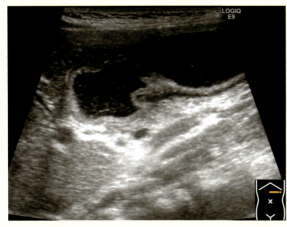
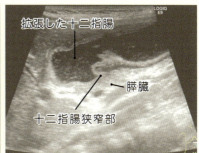

輪状膵による十二指腸狭窄．

- 輪状膵によるものの場合には通過障害の位置に膵組織を確認できることがある．内腔に脱気水を注入すれば腸管壁や壁内のファーター乳頭が確認できることがある．
- 輪状膵が原因の場合には，閉塞部位の肛門側はくちばし様に狭窄してみえる．

> **ひと口メモ**
> **見えている所見を認識する重要性**
> - 十二指腸下行脚を意識して描出することはあまりない．また画面内に描出されていても気づかないことがほとんどである．
> - エコーでは，実際には描出できていても気づかれない病変，正常構造が多くあり，期せずして描出された所見を見落とすことがある．
> - エコー画像の解像度は年々改善してきており，後方視的に所見が確認できるようなっている．
> - 日常的に画面内に描出された所見を細かく読影する習慣をつけることで，見落としを減らすことができる．

5 消化管

十二指腸水平脚（上腹部横走査）

正常像にみるエコー所見

- 小児では適切な圧迫により描出することができるが壁は薄く層構造は描出できないことが多い．
- 十二指腸のなかでは描出しにくい部位である．絶食後や腸閉塞で液体が貯留している場合以外は描出することは難しい（図1）．
- 水分や空気が通過することで走行を確認しやすくなる．膵臓の下縁を走行し上腸間膜動脈と大動脈の間を走行すると正常である．

図1 十二指腸水平脚

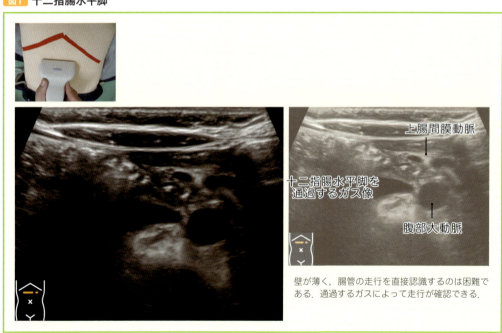

壁が薄く，腸管の走行を直接認識するのは困難である．通過するガスによって走行が確認できる．

スクリーニングのポイント（成人との共通点や違いについて）

- 上腸間膜動脈の背側を走行しているため，仰臥位で腹部を圧迫すると通過障害様に見えることがあり上腸間膜動脈症候群と誤認することがある．圧迫を解除すると通過するのを確認できる．

- 上腸間膜動脈の腹側を走行すると腸回転異常の診断ができるが，複数回の検査を行って再現性があることを確認する必要がある．
- 腸管壁の肥厚や通過障害の有無がIgA血管炎の診断においては重要な所見である．

プローブ操作のポイント

- 走行を確認するために，まず膵臓を描出する．次に角度を変えずにやや圧迫を強めながらプローブを尾側にスライドさせる．膵臓がみえなくなった位置で圧迫をゆるめてしばらく観察すると水平脚の内腔をガスが通過するのを確認できる．ガスの流れで水平脚の走行を確認したうえで圧迫をさらにゆるめながら腸管壁，内容物の通過を確認する．条件が良ければtreiz靱帯を確認できる．上腸間膜動脈と腹部大動脈の間を横走査で探すのも一法である．

代表的疾患

● IgA血管炎

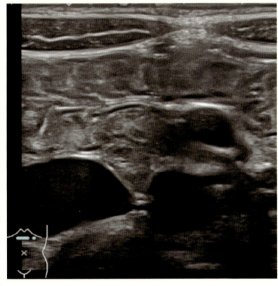
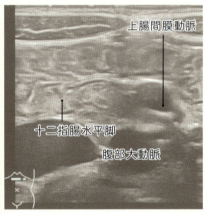

著明な壁肥厚をきたす病態では明瞭に走行を描出できる．

- 特異的な所見ではないが，十二指腸下行脚から水平脚にかけて壁肥厚がみられることが多い．肥厚が高度な場合には通過障害がみられることもある．

5 消化管

● 腸回転異常

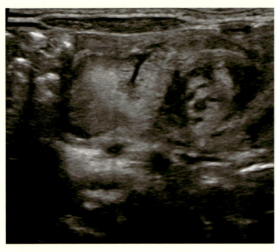
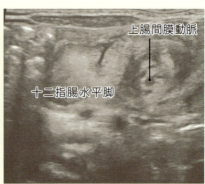

通過障害により，内容物（ミルク）が貯留し，壁肥厚もあるため描出が可能となる．

- 中腸軸捻転を起こしている場合には，上腸間膜動静脈の位置関係や腸間膜内の血管の回転像（whirlpool sign）で診断することが可能である．
- 高周波のプローブを用いることで，十二指腸水平脚に相当する部位が上腸間膜動脈の腹側を走行するのを確認できることがある．
- 中腸軸捻転をきたした場合には同部位で通過障害が起こるため口側の腸管が拡張し，肛門側がくちばし状に狭窄するのを確認できる．

● 上腸間膜動脈症候群

- あくまでも機能的な異常であり，血管の角度や腸管の狭窄像などの形態だけでは診断できない．
- エコー検査は仰臥位で行うため正常でも上腸間膜動脈の背側で狭窄像が描出できる．
- 圧迫を解除したり，飲水したりすることで通過障害の有無を確認できるが，臨床的には食後に同部位の口側の拡張がないかを確認することが必要である．

> **ひと口メモ**
> **描出は膵臓を手がかりに**
>
> - 十二指腸の水平部は，最も描出が難しい部位の一つである．
> - 膵臓と同様に，背側に固定されているが，膵臓よりわずかに尾側に位置している．
> - 描出は難しいが，特定の疾患の診断においては決定的な所見となりうる．

5 消化管

空腸（左上腹部横走査と縦走査）

正常像にみるエコー所見

- 空腸は，正常では左上腹部にみられることが多い（図1）．
- 回腸と比較するとヒダが密で食後以外では内容物を認めないことが多い．
- 高周波（12MHz以上）のプローブで観察すると壁の層構造を確認できる．新生児・乳児では層構造の確認が困難なことがある．
- 特殊な病態では，腸間膜及び腸管壁の血流信号が増加し明瞭に描出できるようになる．
- 特殊な病態では，腸間膜および腸管壁の血流信号を描出できる．

図1 空腸

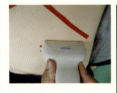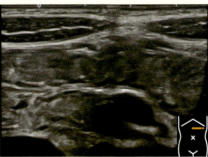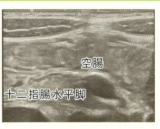

空腸
十二指腸水平脚

エコー上は十二指腸と類似している．走行によって判別する．

スクリーニングのポイント（成人との共通点や違いについて）

- 腹部を四等分した左上の範囲に認める小腸が空腸であることが多い．
- 内容物の貯留がある場合，エコー輝度が低いもしくは無エコーの内容液が貯留している場合には通過障害や内腔からの感染による腸液増加を疑う．但し，捜査前の経口摂取の状況に留意する．
- 蠕動の多寡も所見として重要なので複数箇所でプローブを動かさずに腸管の蠕動を観察する．腸炎の初期の段階では蠕動は低下もしくは不規則に亢進していることが多い．また内容物のto and froがみられることもある．機器の機能の進歩とともに，腸閉塞でなくてもto and froがしばしば観察されるので注意する．

プローブ操作のポイント

- 壁肥厚の評価の場合には少し強めに圧迫するとよい．肥厚している壁は圧迫でも薄くはならないが，蠕動の収縮期で厚くなっている場合には圧迫したまま待っていると薄くなる．

❺ 消化管

- 蠕動を確認する場合にはあまり強く圧迫しないほうが内容物の動きも評価できる．またプローブにより腹部をタッピングすることで腸蠕動を誘発することができる．
- 病的な壁の肥厚では，蠕動に関係なく肥厚が常に観察される．
- 時々正常の蠕動運動で，一過性に腸重積の multiple concentric ring sign に類似した像が観察されるので注意する．この場合には pseudokidney sign は観察されない．

代表的疾患

● 中腸軸捻転

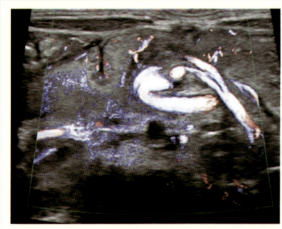
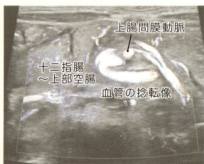

血管の回転像とともに腸管の回転像も描出できる．

- 腸管自体は捻転により内腔が閉塞する．この場合の内腔はくちばし様に細くなって途絶することが多い．また腸間膜も捻転するため腸間膜の肥厚と腸間膜内の血管の回転像（whirlpool sign）を確認できる．

● 腸回転異常（中腸軸捻転を伴わないもの）

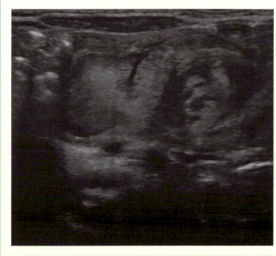
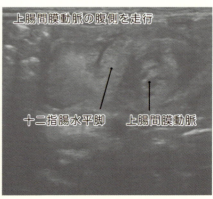

腸管および血管の捻転像はないが，十二指腸水平部から空腸が上腸間膜動脈の腹側を走行している．

空腸（左上腹部横走査と縦走査）

- 十二指腸水平脚が上腸間膜動脈の腹側を走行する場合には腸回転異常を疑う．ただし腸間膜は正常でも捻転しているようにみえることがあるので，再現性の確認が重要である．

> **ひと口メモ**
>
> **腸炎の診断にエコーを使おう**
>
> - 日常疾患であるウイルス性腸炎の臨床診断は，問診や身体所見のみで済まされることが多い．しかし，腸炎患者の空腸の腸液貯留と腸管蠕動を経時的に観察することで経口摂取が可能かどうかを判断することが可能である．ウイルスが空腸に病的変化を及ぼしている時期にはカタル性の腸炎によって腸液が増加するが，腸管蠕動が有効でないため内容液はto and froを呈しており，水分を摂取しても嘔吐してしまう．
> - 一方，初診時に空腸内の腸液貯留がない，もしくは少ない場合には水分摂取や食事の摂取が可能である．
> - 小児の診療では，腸炎患者を一様に絶食にするのではなく，エコーでの評価をもとに無駄なストレスを与えない工夫をすることが必要である．

1

腹部超音波検査

5 消化管

回腸末端部
（右下腹部横走査と縦走査）

正常像にみるエコー所見

- 回腸末端部の数cmの範囲では他の部位よりも腸管壁内のリンパ組織が発達しており，腸管のヒダが大きいことがある．そのため正常でも部分的に腸管壁が厚くみえる（図1，図2）．
- また，同部位では正常でも血流信号は他の部位より増加していることもしばしば経験される．

図1 回腸末端（年少児）

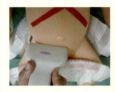
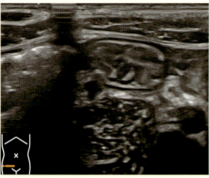
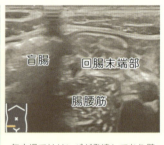

年少児ではリンパが発達しており壁が描出しやすい．

図2 回腸末端（年長児）

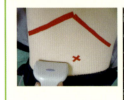
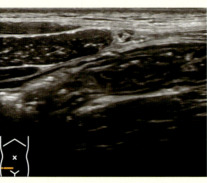
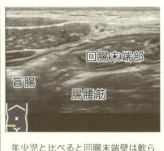

年少児と比べると回腸末端壁は軟らかく，壁内の低エコー部（粘膜）が薄い印象である．

スクリーニングのポイント（成人との共通点や違いについて）

- 右下腹部，腸腰筋付近に位置していることが多い．
- 上行結腸の下端と盲腸を確認し，さらにバウヒン弁から逆行性に描出することで回腸末端を同定することができる．

- 回腸末端部の長軸方向は頭側尾側方向のことも左右のこともあり，腸管を口側方向に検索するときは頭側，左側，尾側のいずれの方向もあり得る．

プローブ操作のポイント

- 回腸末端は腸腰筋の腹側に位置することが多く，他の部位の小腸よりも外径が大きいことが特徴である．

代表的疾患

● 腸重積

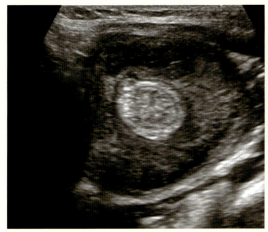
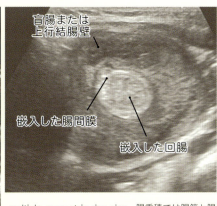

multiple concentric ring sign. 腸重積では腸管と腸間膜を確認することが重要である．

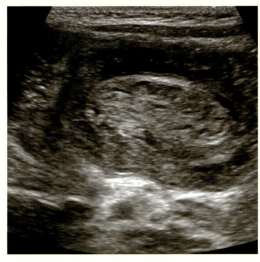
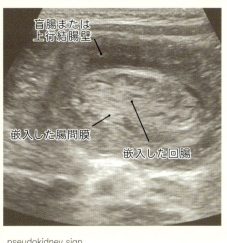

pseudokidney sign.

❺ 消化管

- 腸重積のほとんどは回腸結腸型の重積である．
- 短軸像でmultiple concentric ring sign（target sign），長軸像でpseudokidney signを確認することで診断できる．高周波のプローブでは重積した腸管と腸間膜とを区別して認識することができる．

● 回腸末端炎

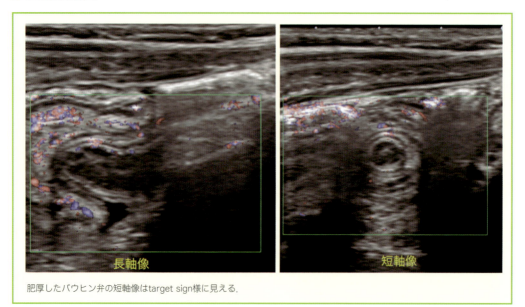

肥厚したバウヒン弁の短軸像はtarget sign様に見える．

- アデノウイルスやエルシニアの感染で，回腸末端の壁が著明に肥厚し内腔が狭小化してみえることがある．
- 細菌性腸炎などで肥厚したバウヒン弁の短軸像はtarget sign様にみえることがあり腸重積と間違われることがある．必ず長軸像も描出して腸重積でないことを確認することが必要である．
- 腸管壁の血流信号が増加することが多い．さらに周囲の腸間膜リンパ節も短径が8 mm以上に腫大し内部の血流信号が明瞭に描出されることが多い．
- IgA血管炎でも著明に壁が肥厚することがある．

● 重複腸管

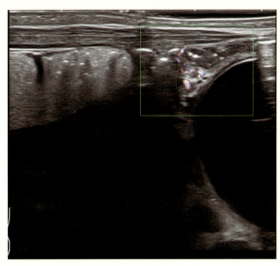
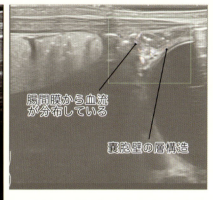

腸間膜から血流が分布している

囊胞壁の層構造

- 重複腸管は食道から肛門までのすべての部位に生じ得るが最も多いのは回盲部である．腸間膜囊腫やリンパ管奇形との鑑別は，高周波のプローブにより囊胞壁の層構造を証明することやドプラで壁内に血流信号が分布していることを証明すれば可能である．

> **ひと口メモ**
> **回腸末端の正常像は難しい**
>
> - 回腸末端部はリンパ組織が発達しており，正常であっても年齢によって見え方が大きく異なる部位である．乳児や低年齢の幼児では，正常でも回腸末端の壁が他の部位よりも厚くみえることがあるが，年長児では壁肥厚はほとんどないことが多く，同じエコー像でも腸炎による腫脹なのか正常なのかの判断は異なる．特に低年齢の患児では，病的な意義があるかどうかを判断する際には注意が必要である．
> - 一度の画像所見だけで判断するのではなく，腫脹したと思われた回腸末端に一致した圧痛があるかどうかや，症状がなくなった後の検査と比較することが重要である．

5 消化管

虫垂（右下腹部横走査と縦走査）

正常像にみるエコー所見

- 正常の虫垂は虚脱し，蛇行していることが多い．また粘膜層のリンパ組織が発達している（図1）．
- 正常では壁の層構造のうちリンパ組織が発達して肥厚している第2層がほとんどを占めているため，層構造が消失した低エコーの管状構造物として描出される．虫垂炎の際とは異なり，第3層（粘膜下層）は肥厚していないことが多い．

図1 虫垂

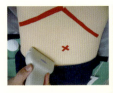
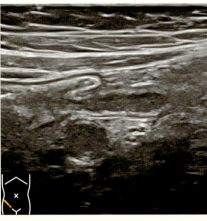
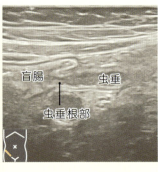

バウヒン弁よりも2cm程度尾側，盲腸の背側寄りに虫垂孔は位置している．

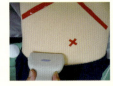
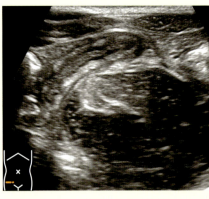
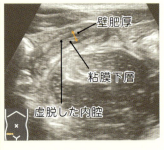

二次性の虫垂炎．内腔の拡張は軽度で壁肥厚が主体である．

スクリーニングのポイント（成人との共通点や違いについて）

- 虫垂の位置はさまざまであるが根部の位置は大きくは変化しない．そのため正常の虫垂を描出するには上行結腸から盲腸へと逆行性に描出していくのが確実である．
- バウヒン弁（上行結腸と回腸末端の交わる部分）よりもわずかに尾側，背側よりに虫垂孔が開口していることが多い．
- 虫垂周囲の腸管の変化（壁肥厚，腸管内容物の停滞，腹水，脂肪織が周囲よりもエコー輝度が高いなど）も重要な所見となる．
- 虫垂が盲腸の背側にある場合には，描出がやや困難である．

プローブ操作のポイント

- 上行結腸から尾側へ，もしくは臍から上前腸骨棘に向かってプローブをスライドさせると虫垂が描出されることが多い．
- 虫垂炎の場合には内圧が高いことが多く，虫垂を圧迫しても収縮しない．

代表的疾患

● 急性虫垂炎

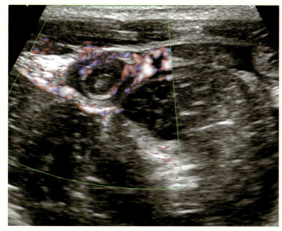
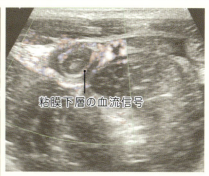

非穿孔性の虫垂炎．粘膜下層が明瞭に描出されている．

❺ 消化管

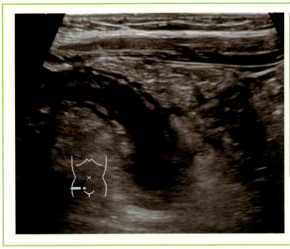
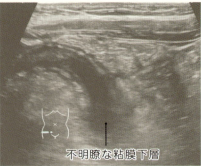

不明瞭な粘膜下層

穿孔性虫垂炎．層構造が消失し，周囲との境界が不明瞭となっている．

- 小児の腹部救急疾患の代表的な疾患である．10代以降の若年者に多い．
- 虫垂の内腔に小さな糞塊（糞石）が嵌頓した場合や虫垂の屈曲などにより内腔が閉塞して発症することが多い．
- 腸炎に伴ってみられる虫垂の腫大を二次性の虫垂炎とすることもある．
- 虫垂内圧の上昇に伴い，虫垂壁の粘膜下層の肥厚や血流信号増加（パワードプラ）がみられる．さらに内圧が上昇したまま時間が経過すると，壁の血流が途絶え穿孔に至ることがある．
- 壊疽性になった場合には虫垂壁の層構造は不明瞭もしくは消失していることが多く，さらにパワードプラで評価すると血流信号が減少していることが多い．
- 穿孔した場合には虫垂は収縮していることがあるので注意が必要である．穿孔すると周囲の腸管の蠕動低下，周囲の脂肪織と腸管とのコントラスト増強などが副所見として得られる．

● 虫垂腫瘍

- 低年齢では腫瘍の発生の報告はないが，10歳頃からはカルチノイドなどの壁内腫瘍が虫垂炎の診断で摘出した虫垂内に偶然発見されることがある．特異的な所見はないが，慢性的に部分的に壁肥厚している場合や囊胞状に腫大している場合には，炎症の既往もしくは腫瘍の発生を疑う．

虫垂（右下腹部横走査と縦走査）

> **ひと口メモ**
>
> **虫垂を見ることができなければ虫垂炎ではないのか？**
>
> - 虫垂炎の画像診断では，虫垂の腫大と虫垂に一致した圧痛を証明する必要がある．
> - 臨床的に虫垂炎が疑われるにもかかわらず，虫垂が描出困難な場合がある．
> - 虫垂炎では虫垂周囲の腸管から病的な変化が起こるため，通常の腸炎とは異なり，嘔吐している場合でも左上腹部の腸管は腸液の貯留や蠕動の亢進・低下を認めない場合が多い．
> - 虫垂周囲の腸管や腸間膜に浮腫性変化や腸管蠕動低下などの異常があり，虫垂から離れるに従って所見が乏しくなる場合には虫垂が穿孔して描出困難になっている場合がある．
> - 虫垂が描出できない場合には，1〜2時間後に再度エコー検査をすると描出できることがある．
> - 虫垂が描出できない場合で虫垂炎が疑われる場合は，エコー検査に固執せず，腹部CT検査なども考慮する．
> - 小児では頻度は少ないが，虫垂先端が右上腹部，左下腹部，骨盤内深くなどに描出されることもある．言い換えると，痛みが必ずしも右下腹部とは限らない．

1 腹部超音波検査

5 消化管

盲腸（右下腹部横走査と縦走査）

正常像にみるエコー所見　図1

- 盲腸は腸腰筋の腹側にあることが多く，適切に圧迫して描出することができる．
- 圧迫で容易に収縮するため，圧迫が強すぎると盲腸を認識しにくくなる．
- 盲腸自体に特殊な構造があるわけではないので，一見して盲腸とわかるエコー像はない．
- 上行結腸を尾側に向かって連続して描出し，バウヒン弁および虫垂根部を確認することで盲腸を認識することができる．

図1 盲腸

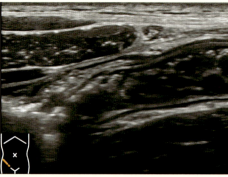
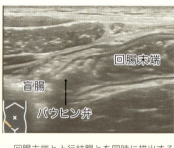

回腸末端と上行結腸とを同時に描出するとバウヒン弁が描出できる．

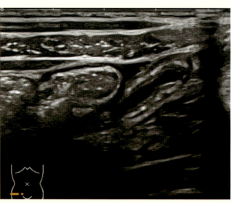
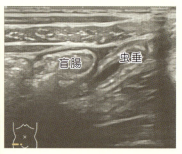

虫垂根部は盲腸の背側に位置している．

スクリーニングのポイント（成人との共通点や違いについて）

- 盲腸自体をスクリーニング検査で細かくみることはあまりない．回腸結腸型の腸重積の否定をする際に，バウヒン弁が開存していること，重積がないことを確認する必要がある．
- 稀に盲腸の重複腸管（嚢胞型）による通過障害を認めることがある．回盲部の嚢胞性疾患が描出された場合には，腸間膜内の病変なのか腸管壁の病変なのかを鑑別する必要がある．
- 盲腸は必ず右下腹部で頭尾側方向に局在するとは限らず，バウヒン弁のあたりから盲腸の部分が内側〜内側やや尾側に局在することも小児ではよく経験される．

プローブ操作のポイント

- 上行結腸を描出し，尾側へたどっていくと，盲腸に至ることができる．
- バウヒン弁よりも2〜3cm尾側に位置している．
- 描出しにくい場合は，左手を児の背側に置いて，前後から圧迫するとよい．

代表的疾患

● 腸重積

- 回腸結腸型の腸重積が最も多い．診断にはmultiple concentric ring sign（target sign, doughnut sign）とpseudokidney signの両方を確認する必要がある．
- 実際の臨床では否定することも重要だが，回腸末端とバウヒン弁を描出できれば回腸結腸型の重積は否定することができる．

● 腸管重複症

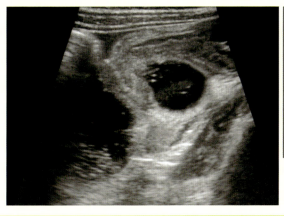
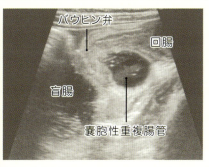

バウヒン弁の近傍に発生した嚢胞性重複腸管．

- すべての消化管に生じ得るが，回腸末端から盲腸までに生じることが多い．
- 嚢胞性のものは内腔にエコー輝度の低い液体が充満していることが多く，バウヒン弁近くに生じたものは通過障害の原因となる．

5 消化管

- 腸間膜嚢腫との鑑別が必要だが，嚢胞壁に壁の5層構造が確認できること，周囲の腸管と壁や血流を共有していることを証明すれば診断することができる．

● 大腸憩室炎

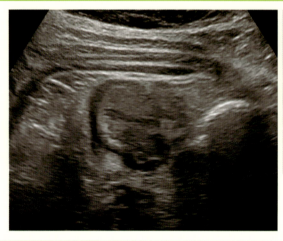
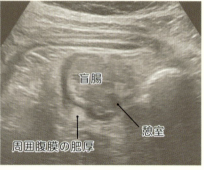

エコー像は成人と同様．盲腸を含めた右結腸に多い．

- 小児では大腸憩室炎は稀である．
- 10歳以上の年長児にはみられることがある．
- 憩室炎自体のエコー像は成人と同様であるが，好発部位が盲腸および上行結腸下半のため虫垂炎との鑑別が必要である．
- 正常の虫垂が描出でき，盲腸の壁肥厚があれば憩室炎を疑い，その周囲を詳細に描出することで，壁内から壁外に突出した結節を認めることがある．周囲の腹膜，脂肪織（主に大網）の肥厚，エコー輝度の上昇といった副所見も診断に有用である．

> **ひとロメモ**
> **盲腸は移動するのか**
>
> - 盲腸は腸腰筋と腸骨，右の傍正中臍索とに囲まれた部分に生理的に固定されていることが多い．但し，乳児ではその固定が十分ではないので圧迫走査で容易に移動する．
> - しかし，腸腰筋があまり発達していない場合や骨盤が発達した年長の女児では盲腸が骨盤腔に落ち込んでいるときがある．
> - この場合には盲腸の描出はとても難しいので，体位の変換をしたり，尿を貯めたりする工夫が必要である．
> - 重症心身障碍児では盲腸軸捻転を起こしやすいとされる．

⑤ 消化管

上行結腸
（右側腹部横走査と縦走査）

正常像にみるエコー所見

- 体幹の右端で，右腸骨極の直上から肝臓の下面までを走行している．
- 上行結腸は虚脱していることは少なく，ガスと腸内容物を含んでいることが多い（図1）．
- 内容物およびガスのアーチファクトがハウストラによって分断されているのを確認できる．
- 高周波のプローブでは前壁の層構造を確認できる．
- 小腸との鑑別に，大腸ハウストラを確認することを日常から心がけることがすすめられる．

図1 上行結腸

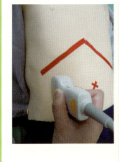 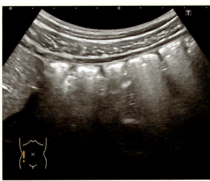 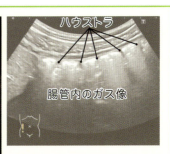

上行結腸の前壁が描出できる．ハウストラが特徴．

スクリーニングのポイント（成人との共通点や違いについて）

- 上行結腸は特に乳児では短く，プローブをほとんど動かさずに全長を描出できることが多い．
- ガスが多く描出しにくい場合には，側腹部からのアプローチで描出できることがある．
- 壁肥厚している範囲，各層構造ごとの肥厚やエコーレベルの変化，や内容物のエコー像により，ある程度病原菌を推測することができる．例えば，細菌性腸炎の際には上行結腸の下半から回腸末端（回盲部）までが壁肥厚することが多い．
- 穿孔性虫垂炎の際には虫垂周囲の脂肪織や結合織のエコー輝度が腹壁よりも高くなることがある．
- 年長の小児および若年者では盲腸周囲に憩室を見ることが多い．

❺ 消化管

- 大腸全体にいえることであるが壁肥厚やハウストラの並びが不規則なときは病的であることが多いので注意する．例えば，潰瘍性大腸炎の一部ではハウストラが消失することがある．

プローブ操作のポイント

- 腹腔内で右端に固定されているため，背側寄りの右側腹側にプローブを当てると描出できる．
- 初心者ではプローブを内側寄りに当てすぎる傾向がある．イメージしているよりも外側にプローブを当てることで，小腸をよけて，エコービームを入れることができる．

代表的疾患

● 感染性腸炎（細菌性）

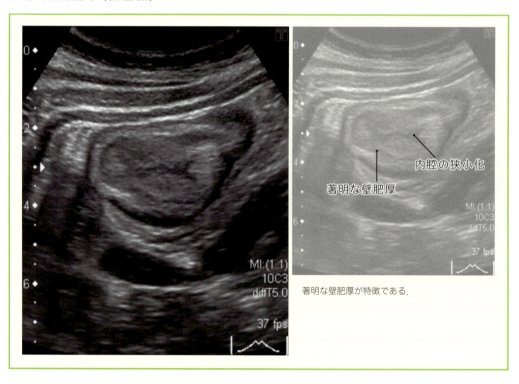

著明な壁肥厚が特徴である．

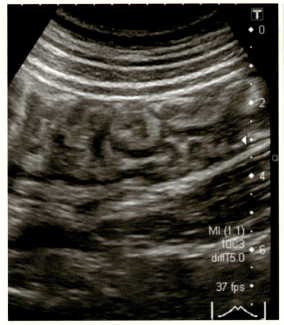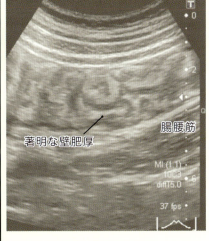

長軸像．細菌性腸炎では著明な壁肥厚がみられる．

- 壁の肥厚がみられることが多い．第3層もしくは第2層の肥厚が主体となる．
- 内容物が水様下痢のことがあり，内容液の流動性が高いことが多い．
- 病原性大腸菌感染の際には著明な壁肥厚と第3層の低エコー化，内腔の狭小化を認める．

● 腸重積

- 回腸結腸型の重積の診断，否定では上行結腸を全長にわたって描出することが必要である．
- バウヒン弁の形態異常や虫垂切除後の断端を先進部とする腸重積，大腸の重複腸管を先進部とする結腸結腸型重積では，バウヒン弁を確認することで回腸結腸型重積との鑑別ができる．

5 消化管

● 虫垂穿孔による麻痺性イレウス

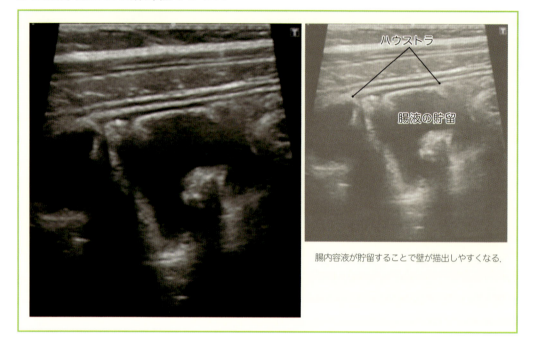

腸内容液が貯留することで壁が描出しやすくなる．

- 穿孔性虫垂炎では虫垂自体が描出できず，麻痺した上行結腸のみが描出可能な場合がある．
- 上行結腸の壁肥厚が軽度で，腸液が貯留している場合には，感染性腸炎ではなく虫垂の穿孔による腹膜炎の場合があるため，経時的にエコー検査を繰り返す必要がある．

> **ひと口メモ**
> **上行結腸は意外と短い**
> - 小児では，上行結腸は下行結腸と比較するとかなり短く，乳児ではプローブの縦走査では一視野中にすべて描出できることが多い．
> - プローブをほとんど動かさずに慎重に描出することが必要である．
> - また詳細に観察するには短軸像で描出しながら少しずつスライドしていくことが必要である．

5 消化管

横行結腸（上腹部横走査と縦走査）

正常像にみるエコー所見

- 他の結腸よりも内腔にガスを認めることが多いため，結腸内のガスを目印に前壁の層構造とハウストラを確認することができる（図1，図2）．

図1 横行結腸（肝彎曲部）

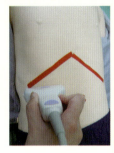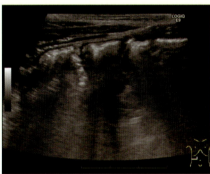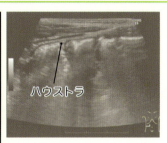

ハウストラを描出することも重要である．

図2 横行結腸（脾彎曲部）

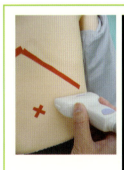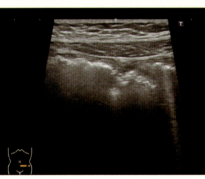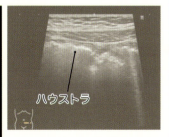

固定されていないため描出は難しい．ハウストラを描出する．

スクリーニングのポイント（成人との共通点や違いについて）

- 横行結腸は左右の固定部（肝弯曲部および脾弯曲部）が固定されているだけで大部分は遊離している．走行には個人差があり，下腹部まで下垂していることもあり，その全長を描出することは難しい場合がある．時にはS状結腸と左側横行結腸が，骨盤内で，接して並走していることもある．

⑤ 消化管

- 通常の消化管スクリーニングでは肝弯曲部および脾弯曲部の肋間走査及び横走査に扇状走査を加えた観察と，前腹壁近くを横走・斜走する区間の縦走査及び横走査での観察を行うのが現実的である．しかし，肝弯曲部および脾弯曲部を明瞭に描出できないこともある．

プローブ操作のポイント

- 肝臓の近傍と脾臓の近傍以外は走行に個人差が多いため，描出は難しい．
- 腸管自体ではなく，ガス像をたどるのが重要であるため，圧迫しすぎないほうがよい．

代表的疾患

● 潰瘍性大腸炎，クローン病

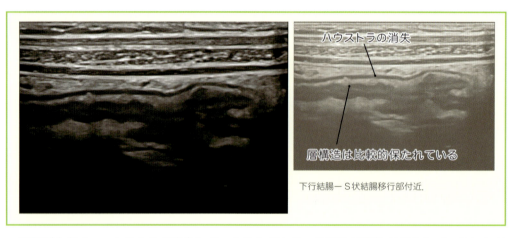

下行結腸－S状結腸移行部付近．

- 壁肥厚を認め，ハウストラが消失していることがある．比較的層構造が保たれていることが多い．

● 病原性大腸菌感染

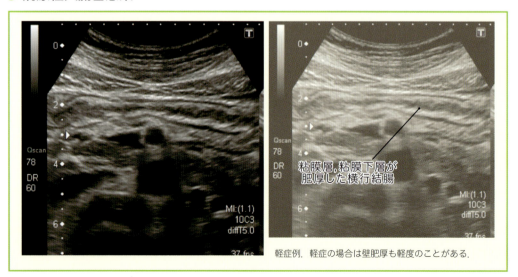

軽症例．軽症の場合は壁肥厚も軽度のことがある．

横行結腸（上腹部横走査と縦走査）

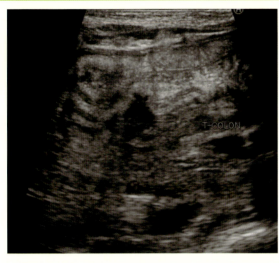
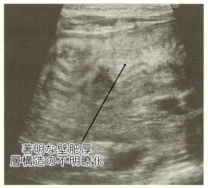

重症例．著明に粘膜下層が肥厚している．

- 横行結腸に変化を来す細菌性腸炎は多くない．病原性大腸菌感染の場合には，粘膜層（第2層，低エコー），粘膜下層（第3層，高エコー）の壁肥厚，および第3層の低エコー化が全結腸に認めることがある．キャンピロバクタやサルモネラ菌では第3層の高エコーが明瞭化するが，その変化は上行結腸が主で時として横行結腸にまで及ぶ．いずれも層構造は保たれている事が多い．
- 主に横行結腸に変化がみられる場合，薬剤性腸炎の可能性を考える．
- 重症例では内腔は狭小化し，壁の層構造は不明瞭になっている．

> **ひと口メモ**
> **横行結腸の描出**
>
> - 横行結腸は，正常ではガスが入っているだけで虚脱していることが多い．また走行もさまざまであることから連続して描出するのは難しい．正常では前壁がわずかに評価できるだけであり，壁が明瞭に描出できるときには何らかの異常があるかもしれないことを念頭に詳細に描出する必要がある．
> - 日常的に横行結腸のスクリーニングを行うことで腸管の走行をたどる技術が身につく．

5 消化管

下行結腸
（左側腹部横走査と縦走査）

正常像にみるエコー所見 (図1)

- 脾臓の下局から左の上前腸骨棘付近までの結腸で，大部分は背側を走行しているため，腹側にガスを含んだ小腸が多数存在していることが多く，上行結腸よりも描出しにくい．
- 下行結腸は正常では虚脱していることが多く，前後壁が合わさっているため壁の層構造を確認することは上行結腸よりも難しい．
- 空腹時には脾彎曲部のガス像が脾門部近くに確認できるが，胃内に食物残渣が多いと胃に圧排されて描出しにくくなる．

図1 下行結腸

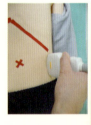
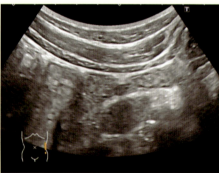
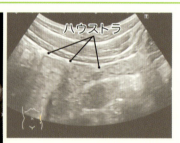

脾彎曲部の横行結腸ガス像のみが描出される．

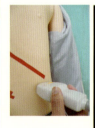
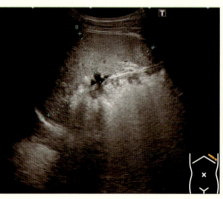
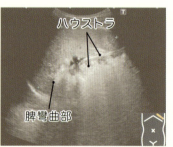

脾彎曲部の横行結腸ガス像のみ描出され周囲の小腸ガスとの区別は難しい．

スクリーニングのポイント（成人との共通点や違いについて）

- 左の上腹部からは描出しにくいことが多く，左側腹部からあるいはS状結腸ないしS状結腸下行結腸接合部から連続してのアプローチのほうが描出しやすい．
- 正常では全長が描出できないこともあるため，逆に明瞭に壁が描出された場合には異常である可能性が高い．

プローブ操作のポイント

- 腹側からの描出は難しいため脾臓をエコーウィンドウにして，脾彎曲部を描出する．
- 大部分の下行結腸は腹側に小腸が重なっているため，側腹部もしくは背側から描出が必要である．

代表的疾患

● 潰瘍性大腸炎，クローン病

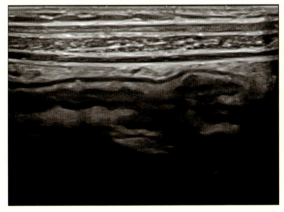
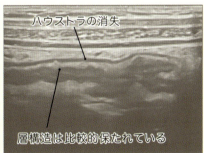

下行結腸－S状結腸移行部付近．

- 結腸壁は肥厚しているが壁の層構造は保たれていることが多い．
- ハウストラは消失していることがある．
- 深い潰瘍が形成された部分では壁の層構造が不整となる．
- エコーだけでは潰瘍性大腸炎とクローン病との鑑別がつかないので，最終的には内視鏡が必要である．
- 左結腸に変化を及ぼす疾患は少なく，左結腸の壁肥厚を認めた場合には単なる腸炎ではないことが多い．潰瘍性大腸炎やクローン病では壁肥厚してハウストラが消失していることが特徴である．

❺ 消化管

● 病原性大腸菌感染症

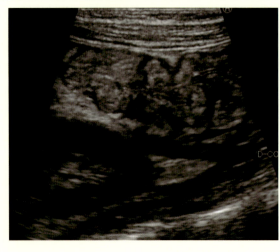
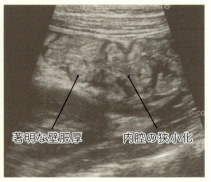

著明な壁肥厚　　内腔の狭小化

重症の細菌性腸炎では著明な壁肥厚を示す．

- 病原性大腸菌感染の際には腸管壁が著明に肥厚し，短軸像で target sign を呈する．

> **ひと口メモ**
> **下行結腸は難しい**
>
> - 比較的短く，浅いところを走行し，さらに内容物が含まれていることが多い上行結腸と比較して，下行結腸は，長く，虚脱していることが多いため，描出しても認識できないことがある．また，通常の解剖書のように左側腹部で背側・外側を直線的に下行しているとは限らず，左腎の内側，腹側を走行していることもある．この場合，その外側を走行する小腸を下行結腸と見誤る可能性があり注意が必要である．脾弯曲やS状結腸との連続性やハウストラ構造で確認する．
> - 日頃から消化管のスクリーニング検査を行い，正常での描出のしにくさを経験しておくことで，異常に肥厚して描出しやすいときに違和感に気づけるようになっておきたい．

5 消化管

S状結腸（下腹部横走査と縦走査）

正常像にみるエコー所見 （図1）

- S状結腸内には便とガスが貯留していることが多く，主に前壁を描出することになる．
- 構造としては他の結腸と変わらず高周波のプローブを用いれば，層構造を描出することもできる．

図1 S状結腸

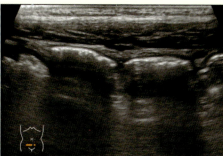
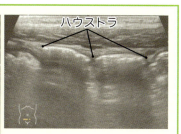

正中では脊椎に向かって圧迫することで小腸を圧排して描出が可能となる．

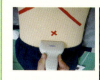
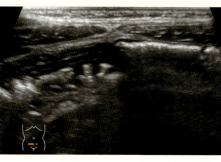
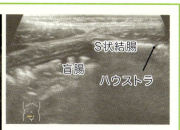

時に盲腸と重なることがある．

スクリーニングのポイント （成人との共通点や違いについて）

- 部位によっては，腸腰筋や脊椎に向かって圧迫することができ，明瞭に評価できることがある．
- 血便の精査目的での検査では，内腔にある便塊を圧迫で移動させることで，若年性ポリープなどの壁在病変や壁肥厚の有無の評価が可能となるが，ポリープの描出率はそう高くなく，描出できれば確定診断につながる．

プローブ操作のポイント

- 臍から恥骨の間で描出できる．
- 腹側に多量の小腸があり，描出は容易ではないが，脊椎への圧迫を行うことで描出できることがある．
- 左下腹部の下行結腸下端から腸腰筋の直上を通過する部分が描出しやすいので，この部分から肛門側へたどると全長を描出できることが多い．

代表的疾患

● 若年性ポリープ

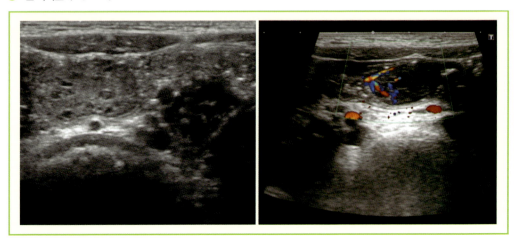

- 低年齢の小児の血便の精査では，鑑別にあげるべき疾患の一つである．
- 頻度が高い疾患ではないが，S状結腸にあることが多いとされる．
- 内部に小さな囊胞を多数認める．また細い茎を有しており，ドプラで茎から腫瘤内部に流入する血流信号を描出できる．

● 潰瘍性大腸炎

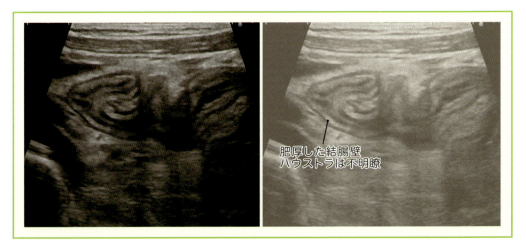

S状結腸（下腹部横走査と縦走査）

- 壁の肥厚がみられ，重症例以外では５層構造は保たれていることが多い．

● 非特異的腸炎，生理的リンパ増殖症

- 特に乳児でみられ，結腸の限局的な壁肥厚を認める．高周波のプローブで観察すると第２層（粘膜）や第３層（粘膜下層）のリンパ濾胞が小さな低エコーの嚢胞として描出される．

ひとロメモ

血便，下血のスクリーニングはまずエコーで

- 乳児や低年齢の血便の原因は，若年性ポリープや非特異的な腸炎（リンパ増殖）など，エコーで疑い，さらに検査を進めることで診断できるものがある．筆者も従来は消化管透視を行っていたが，若年性ポリープに関してはエコーで診断がつくことがほとんどである．
- エコーでのスクリーニングの前には浣腸をして便を出しておいたほうが壁在の病変を描出しやすい．
- 疾患によっては最終診断のための内視鏡が必要になることもあるが，侵襲のない検査であるエコーを繰り返すことで不要な内視鏡検査や消化管透視による放射線被ばくを避けることができる．

---

1 腹部超音波検査

5 消化管

直腸（下腹部横走査と縦走査）

正常像にみるエコー所見

- 腹部からのアプローチでは膀胱の背側に描出される．内部に便やガスが貯留していることが多いため，前壁の層構造が描出できる（図1，図2）．
- 乳児では経会陰アプローチにより肛門管から下部直腸を確認できる（図3）．

図1 直腸（縦断像）

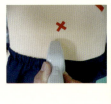
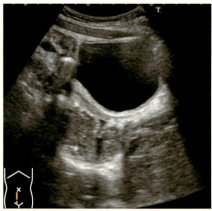
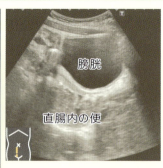

膀胱をエコーウィンドウにして描出．

図2 直腸（横断像）

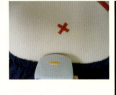
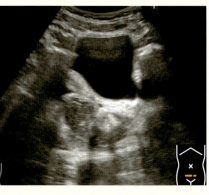
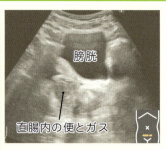

ガスを含んでいることが多い．虚脱していることもある．

図3 肛門管（男児，肛門窩より描出）

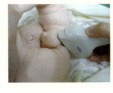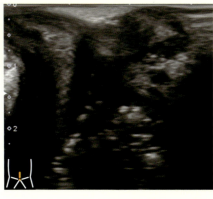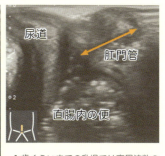

1歳くらいまでの乳児では高周波数のリニアプローブで描出できる．2〜3歳までなら7 MHz前後のリニアプローブで描出できる．

スクリーニングのポイント（成人との共通点や違いについて）

- 前壁の層構造，壁肥厚の有無，壁在病変の有無についての評価が必要である．
- 腸管自体の評価とともに貯留している便についての評価も重要である．
- 便が音響陰影を伴い，表面しか描出されない場合には長期間貯留した硬い便であり，遺糞症や高度便秘の可能性を考える．また内部に点状エコーが含まれており流動性が確認できる場合には水様下痢であると考える．
- 低月例の乳児への経会陰でのアプローチでは直腸壁の肥厚，瘻孔の有無などについての情報が得られる．

プローブ操作のポイント

- 検査前に尿を貯めておくことが最も重要である．
- 乳児では圧迫が強すぎると排尿するので注意する．
- 経会陰的アプローチでは，体動があると描出が難しいため，体位保持の助手が必要である．

5 消化管

代表的疾患

● 便秘

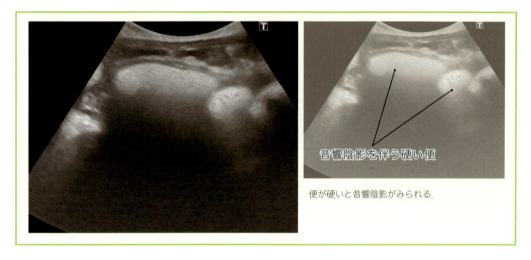

便が硬いと音響陰影がみられる.

- 腸管内に，音響陰影を伴う，エコー輝度の高い腫瘤が複数見られた場合には便秘を疑う．浣腸で排便させた後には浮腫状に肥厚した腸管壁が描出される．

● 直腸ポリープ

- 便との区別が難しいが，圧迫して移動性の少ない類円形の腫瘤があれば直腸ポリープを疑う．
- 内部に小囊胞を多数含み，腫瘤につながる細い索状物を確認でき，さらに索状物（茎）内に血流信号を確認できれば若年性ポリープと診断できる．

● 鎖肛

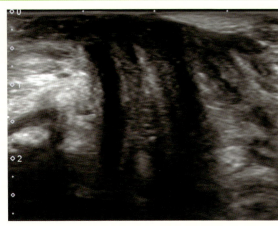
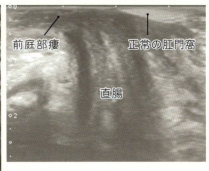

高周波のエコープローブを用いて尿道，直腸，肛門管，瘻孔などを描出する．

- 肉眼的に肛門を認めない新生児では鎖肛の病型分類をエコーで行うことができる．
- また，瘻孔を伴うタイプの鎖肛では経会陰的にプローブを当てることで瘻孔と尿道，膣との交通を確認できる場合がある．

> **ひと口メモ**
> **腹痛の鑑別にはエコーが第一選択**
>
> - 小児の腹痛の原因では便秘が最も多い．腹痛患者には腹部単純写真を撮ることが多いが，エコープローブを下腹部に当てれば便秘の診断はでき，無駄な放射線被ばくを避けることができる．
> - 1回の腹部単純写真撮影の被ばく量はわずかだが，慢性便秘の場合には一生のうちには何回も無駄な放射線被ばくをすることになる．ルーチンで腹部単純写真を撮るのではなく，聴診器を当てる代わりにエコープローブを当てていただきたい．

6 腹部血管

上腹部横走査，左上腹部縦走査，上腹部正中縦走査，右上腹部縦走査

　腹部の血管の走行を把握しておくことは血管の解剖的な異常や血管壁の異常を認識するうえで重要である．少し複雑であるが正常解剖を覚えるしかない．

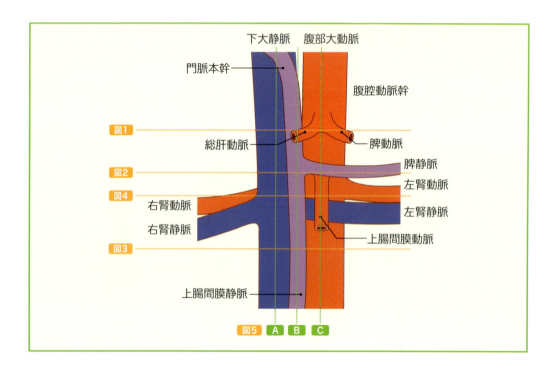

正常像にみるエコー所見

- 上腹部正中の腹腔動脈幹の部位の横断像を示す（図1）．腹部大動脈から立ち上がった腹腔動脈幹が肝臓に向かう総肝動脈と脾臓に向かう脾動脈に分岐するのが観察される．
- 次に脾静脈の部位の横断像を示す（図2）．脾静脈の腹側に膵臓が描出される．脾静脈は上腸間膜静脈と合流し門脈本幹になる．脊椎を中心に腹部大動脈と下大静脈，上腸間膜動脈と上腸間膜静脈の位置関係を把握する．プローブを少し下方（尾側）に移動すると左腎静脈が腹部大動脈と上腸間膜動脈の間を通って下大静脈に注ぐところが観察される（図3）．プローブを微調整すると右腎動脈の起始部（図4 A），左腎動脈の起始部（図4 B）が描出できることがある（消化管ガスが少なく，息止めのできる年長児）．
- 正中やや右側でプローブを縦断に当てると腹部大動脈の縦断像が得られる（図5 C）．腹部

上腹部横走査，左上腹部縦走査，上腹部正中縦走査，右上腹部縦走査

図1 腹腔動脈幹の部位の横断像

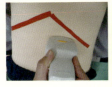

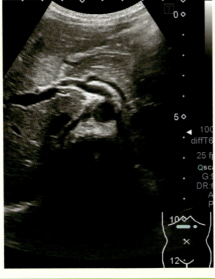

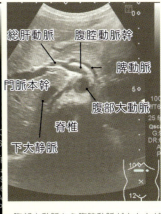

腹部大動脈から腹腔動脈が立ち上がり，総肝動脈と脾動脈に分岐する．

図2 脾静脈の部位の横断像

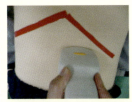

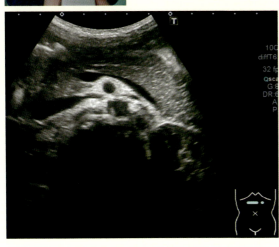

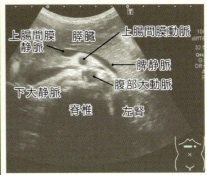

脾静脈は上腸間膜静脈と合流し門脈本幹となるが，合流部はあたかも「おたまじゃくしの頭」のように見える．

1 腹部超音波検査

❻ 腹部血管

図3 下大静脈に注ぐ左腎静脈

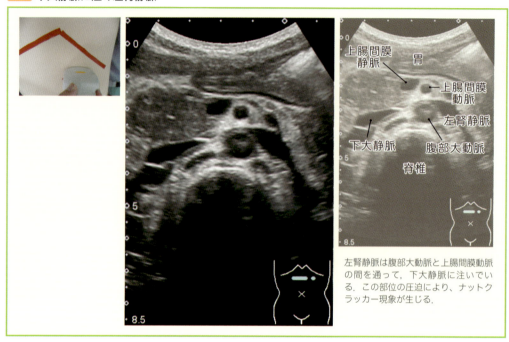

左腎静脈は腹部大動脈と上腸間膜動脈の間を通って，下大静脈に注いでいる．この部位の圧迫により，ナットクラッカー現象が生じる．

図4 左右腎動脈の描出

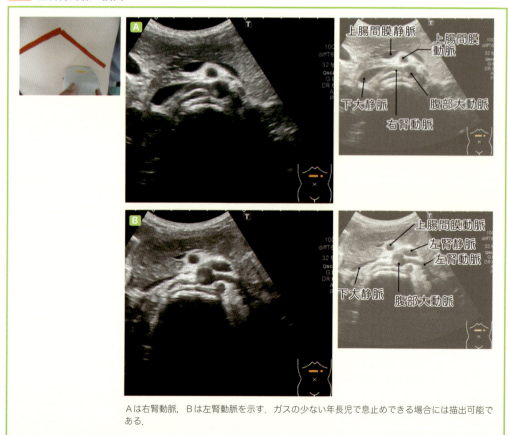

Aは右腎動脈，Bは左腎動脈を示す．ガスの少ない年長児で息止めできる場合には描出可能である．

上腹部横走査，左上腹部縦走査，上腹部正中縦走査，右上腹部縦走査

図5 腹部血管の縦断像

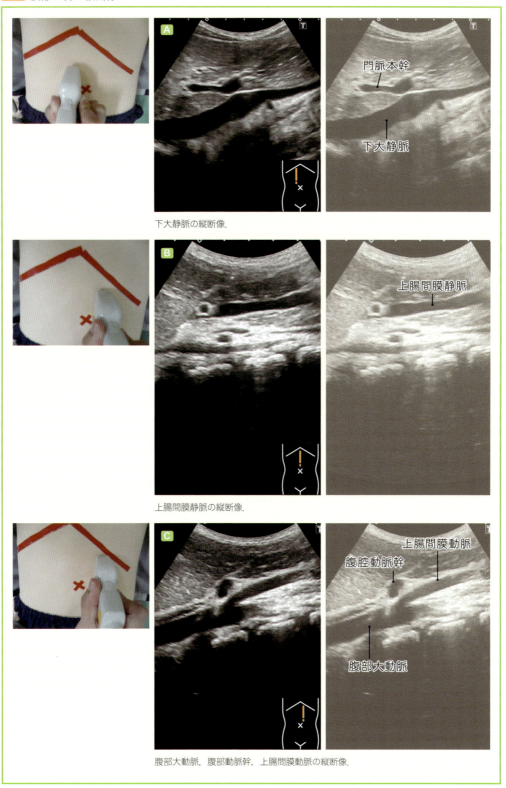

❻ 腹部血管

腹部大動脈からは上方に向かう腹腔動脈幹と右上方に向かう上腸間膜動脈が分岐する. 腹部大動脈と上腸間膜動脈の走行は必ずしも平行ではなく, 少しずれている. プローブを少し正中に移動すると上腸間膜静脈が描出される (図5 B). 正中よりやや左に移動すると下大静脈の縦断と斜めに切れた門脈本幹が描出される (図5 A).

スクリーニングのポイント (成人との共通点や違いについて)

- 基本となる血管系は 図2 (横断像) と 図5 (縦断像) である.
- 新生児や乳児ではガスが多く, また体動もあり, うまく描出できないが, 実際に問題になることはほとんどない.
- ガスの少ない年長児のスクリーニングの際, 少し意識して血管系を観察し, エコー解剖を習得するように努めるとよい.

プローブ操作のポイント

- 特別な工夫は必要なく, 上腹部の横走査または縦走査で描出できる.
- ただし, 消化管ガスが多いと深部にある血管系の描出は難しい. プローブで少し圧迫して, 消化管ガスを避けることが重要である.

代表的疾患

腹部血管の異常をみることは少ない. 代表的な疾患は中腸軸捻転である. 知っておくと役立つことは血管のバリアント (変位) と血管壁の変化 (肥厚) である.

上腹部横走査，左上腹部縦走査，上腹部正中縦走査，右上腹部縦走査

● バリアント（変位）

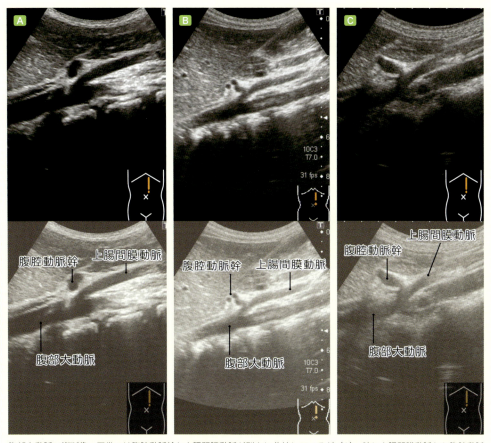

腹部大動脈の縦断像．正常では腹腔動脈幹と上腸間膜動脈が別々に分岐しているが（A），時に上腸間膜動脈から腹腔動脈が分岐することがある（BおよびC）．

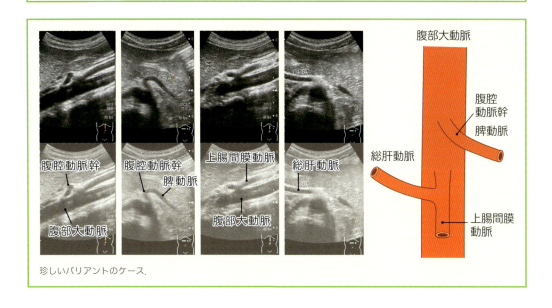

珍しいバリアントのケース．

❻ 腹部血管

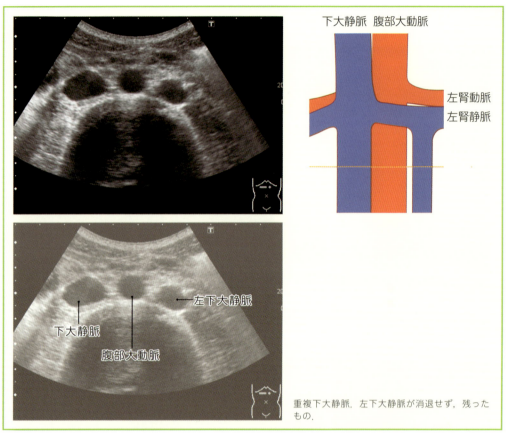

重複下大静脈．左下大静脈が消退せず，残ったもの．

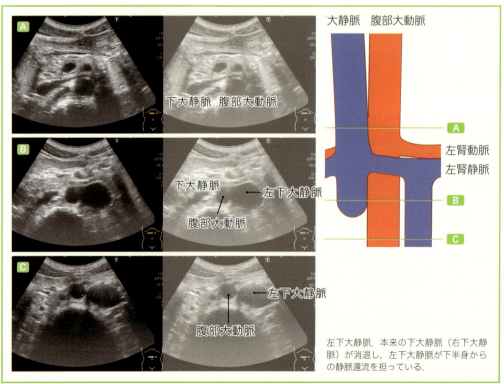

左下大静脈．本来の下大静脈（右下大静脈）が消退し，左下大静脈が下半身からの静脈還流を担っている．

上腹部横走査，左上腹部縦走査，上腹部正中縦走査，右上腹部縦走査

- スクリーニングをしていると，稀にバリアントに出くわすことがある．病気ではないが，知っておくと慌てなくてよい．腹部大動脈の縦断像で，正常では腹腔動脈幹と上腸間膜動脈が別々に分岐しているが，時に上腸間膜動脈から腹腔動脈が分岐することがある．
- さらに珍しいバリアントのケースでは，縦断像と横断像の両方をみて初めて正常との違いが明らかになった．腹腔動脈幹から脾動脈が出て，上腸間膜動脈から総肝動脈が分岐していることがわかる．
- 滅多にないが重複下大静脈や左下大静脈に出会うことがあるかもしれないのでその存在を知っておくと役立つ．重複下大静脈は左下大静脈が消退せずに残ったものである．左下大静脈は本来の下大静脈が消退し，左下大静脈が下半身からの静脈還流を担っている．いずれも左下大静脈は左腎静脈に合流し，下大静脈に注いでいた．

● **中腸軸捻転（mid-gut volvulus）**

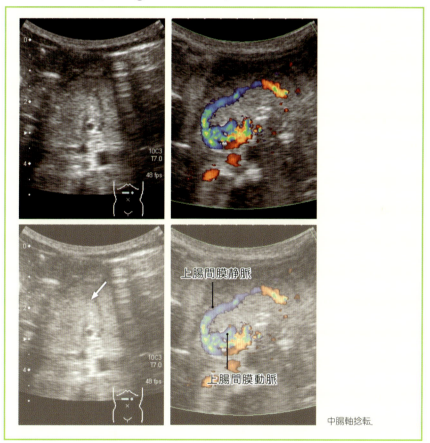

中腸軸捻転．

- 新生児の胆汁性嘔吐をみた場合に疑うべき疾患は中腸軸捻転である．これは上腸間膜動脈の周りを上腸間膜静脈と小腸が回転することによって生じる．頻度は少ないが新生児以外の小児や成人でも発症することがある．
- Bモードでは何となく腫瘤様に見える（矢印）が，カラードプラでは上腸間膜動脈の周りを上腸間膜静脈が回転しているのがわかる．これをwhirlpool signという．
- 胆汁性嘔吐があり，この所見を認めれば，手術に踏み切ってもよいといわれている．

❻ 腹部血管

● 高安動脈炎

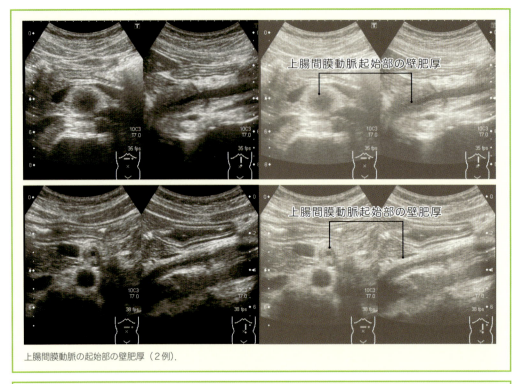

上腸間膜動脈の起始部の壁肥厚（2例）.

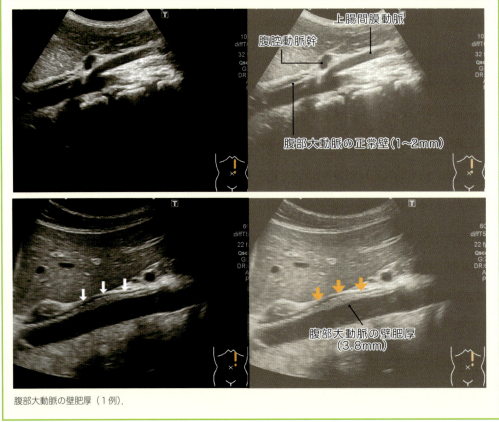

腹部大動脈の壁肥厚（1例）.

上腹部横走査，左上腹部縦走査，上腹部正中縦走査，右上腹部縦走査

- 高安動脈炎は大動脈およびその主要分枝に狭窄・閉塞や拡張性病変をきたす原因不明の非特異的大型血管炎である．
- 臨床像が多彩であり，若い女性に好発する．
- 早期発見・早期治療が予後に直結する．
- 腹痛・発熱やCRP持続高値を契機として，腹部エコーのスクリーニングで早期診断できた3例のエコー所見を示す．上腸間膜動脈の起始部の壁肥厚を認めた2例と，腹部大動脈の壁肥厚を認めた症例である．その後，造影CTを行い，診断確定した．
- 腹痛・発熱やCRP持続高値をきたす症例では腹部エコーでのスクリーニングの際，血管壁の肥厚の有無に注目すると高安動脈炎の早期発見につながるかもしれない．
- いずれの症例もステロイドパルス療法2クールとステロイド内服（ゆっくり減量・中止）で予後良好である．

1 腹部超音波検査

ひと口メモ

上腸間膜動脈症候群とナットクラッカー現象！

- 上腸間膜動脈症候群とナットクラッカー現象は十二指腸のthird portionと左腎静脈が腹部大動脈と上腸間膜動脈の間を通過する際に圧迫されるために起こる病態である．
- いずれも内臓脂肪が少ない場合に起こりやすい．
- 上腸間膜動脈症候群は食後の腹痛、腹部膨満、嘔気、嘔吐などで若く痩せた女性に多い．
- ナットクラッカー現象は原因不明の血尿を指摘されることが多く、小児期や思春期に多い。

2. 体表超音波検査

体表の超音波検査を上達させるコツは，解剖と発生の理解にある．

多数の小さな構造が局在し，筋膜に囲まれた頸部の解剖は複雑である．その反面，消化管ガスの介在などがなく，解像度の高い画像を得ることができ，診断に有用である．異所性胸腺や頸部囊胞など発生過程での異常に基づくことが多く，発生学を理解することが疾患の把握に必須である．

骨・関節・軟部組織は石灰化による音響窓の限定はあるが，他の非侵襲的検査法では検出できない病態を捉えることができる．

苦手意識を持たず，積極的にプローブを当てる習慣を身につけてほしい．

① 唾液腺 ————————————————————————————— 河野達夫
② 甲状腺 ————————————————————————————— 河野達夫
③ 頸部 ——————————————————————————————— 河野達夫
④ 胸部 ——————————————————————————————— 河野達夫
⑤ 腹部 ——————————————————————————————— 河野達夫
⑥ 鼠径部・精巣・股関節 ————————————————— 河野達夫

1 唾液腺

耳下腺（横断像と冠状断像）

正常像にみるエコー所見

- 唾液腺はそれぞれ左右一対の耳下腺，顎下腺，舌下腺からなる大唾液腺と，口唇腺などの小唾液腺とに大別される（図1，図2）．
- 耳下腺は耳下部に存在する最も大きな唾液腺であり，おおむね三角形の断面を呈する．
- 内部の輝度は均質で，脂肪を含むため隣接する咬筋よりも高エコー輝度に描出される．
- 浅葉と深葉を明確に区別することは困難であり，便宜的に下顎後静脈が境界の指標に用いられる．
- 正常では通常 Stensen 管／Stenon 管は描出されない．
- 腺内にリンパ節を含むため，小児では時に腺内リンパ節が目立つことがある．

図1 耳下腺冠状断像

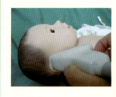
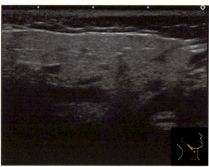
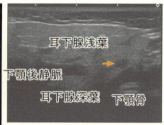

尾側に向かって先細り状の形態を示し，やや高輝度を呈している．腺内にリンパ節を有する（矢印）．浅葉と深葉の境界の目安となる下顎後静脈は，縦断像として描出されている．深葉は一部しか描出されない．

図2 耳下腺横断像

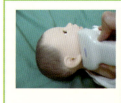
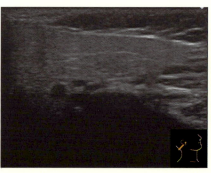
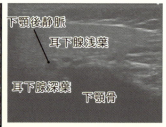

下顎角内側に三角形あるいは類円形に描出されている．腺内に下顎後静脈が輪切りに描出される．

スクリーニングのポイント（成人との共通点や違いについて）

- はじめに腫大の有無と，内部のエコー輝度を確認する．内部に低エコー領域を見た場合は，血管腫やリンパ管奇形などの腫瘍／腫瘍類似病変，腺内リンパ節腫大，反復性耳下腺炎などによるリンパ球浸潤を念頭におく．最も頻度が高いのは，反復性耳下腺炎である．
- ドプラによる耳下腺内血流と病変内血流を確認する．血管腫とリンパ管奇形の鑑別に必須である．

プローブ操作のポイント

- 耳下腺は浅い場所に存在するため，プローブは近距離成分の描出に優れた高周波プローブの使用が必須である．
- 顔面構造を断面の基準に用いる．まず耳介に平行な断面（冠状断像）で概観を確認し，その後は耳介前縁に直行する断面（横断像）を加えた2断面を中心に観察する．
- 顔を斜め上に向けると観察しやすい．
- 患側だけでなく必ず健側も観察して，比較することが重要である．
- 耳下腺だけでなく，顎下腺や舌下腺も同時に観察する．

代表的疾患

● 反復性唾液腺炎（反復性耳下腺炎）

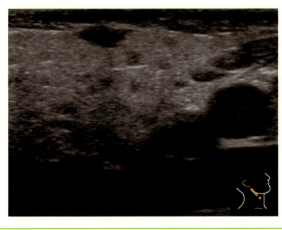
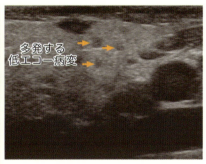

耳下腺内に円形〜類円系の低エコー領域が多発性に認められる（矢印）．

- 年に数回，間欠的に数日程度持続する唾液腺の有痛性腫脹を繰り返す疾患である．5〜6歳頃にピークがあり，男児に多い．
- 腺自体の腫大はなく，正常サイズかむしろやや小さい．
- リンパ球浸潤と，それに続発する唾液管拡張症が生じるため，2〜4mm程度の囊胞性病変（矢印）が多数認められることが特徴である．
- 点状高エコーを伴うことも多く，拡張した腺管内あるいは腺管壁に生じた石灰化やムチンを反映しているとされる．

❶ 唾液腺

● 耳下腺内血管腫

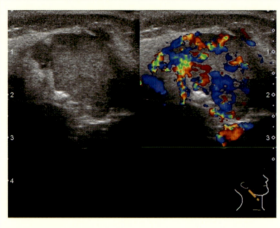
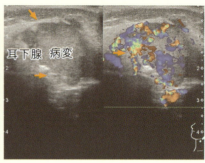

耳下腺内に境界明瞭な腫瘤性病変が認められる．カラードプラ（右）では顕著な血流信号を有している．

- 境界明瞭な充実性腫瘍が認められる．分葉状あるいは多房性を呈する．内部エコーはやや不均一なことが多い．
- 正常耳下腺辺縁にくちばし状の先細り像があり（矢印），耳下腺由来とわかる．
- 多数の血管腔と，ドプラでの著明な血流が特徴的である．嚢胞変性や静脈石を伴うことも多い．

> **ひと口メモ**
> **小児の唾液腺腫瘍**
> - 成人に発生する唾液腺腫瘍は多形腺腫とWarthin腫瘍の頻度が高いが，小児では血管腫が最多で，リンパ管奇形がこれに次ぐ．
> - 小児唾液腺腫瘍の約半数，1歳未満に限定すると約90％が血管腫である．小児の唾液腺血管腫の80％が耳下腺に生じる．
> - 多形腺腫は耳下腺に多く発生するが，顎下腺にも生じる．
> - Warthin腫瘍は圧倒的に耳下腺に多く発生し，顎下腺に発生することは極めて稀である．喫煙との関連性が示唆され，小児に発生することは稀である．

1 唾液腺

顎下腺（下顎体に平行な断面〈冠状断像〉と，直交する断面〈横断像〉）

正常像にみるエコー所見

- 下顎角内側部に位置し，やや扁平な楕円型を呈している．
- 隣接する顎舌骨筋よりも高エコー輝度を示す．脂肪細胞が少なく，間質の結合組織も少なくて緻密であるために，耳下腺より低エコー輝度を示す（図1，図2）．
- Wharton管は唾石などを伴わない限り描出されない．
- 耳下腺とは異なり，顎下腺は腺内にリンパ節を含まない．

図1 顎下腺冠状断像

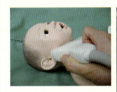
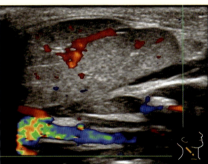
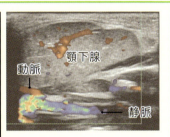

扁平な楕円形の形態を呈し，耳下腺と比較してやや低エコー輝度を呈している．

図2 顎下腺横断像

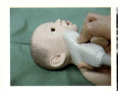
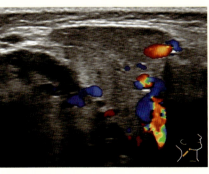
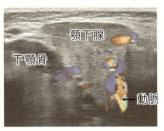

横断像での形態も，冠状断と類似している．支配動脈である顔面動脈腺枝および舌動脈が，腺内に流入することが確認できる．

❶ 唾液腺

スクリーニングのポイント（成人との共通点や違いについて）

- 顎下腺の検索に先立ち，まず耳下腺の検索から始めると，輝度の比較が容易である．
- 腫大の有無と，内部のエコー輝度を確認する．耳下腺と比較して低エコー輝度を呈するのが正常である．
- 腺内リンパ節を欠くため，内部に低エコー領域を見た場合は，腫瘍／腫瘍類似病変である可能性が高い．
- 隣接する顎下リンパ節腫大と混合しないように注意する．

プローブ操作のポイント

- 顎下腺は下顎骨体部の奥にあるため，頤下部にプローブを当てて観察する．顔を斜め上に向けると観察しやすい．肩枕を入れて頸部を伸展させるとさらに観察が容易になる．
- 耳下腺と比較するため，深度やゲインを一定にして観察するとよい．健側との比較も重要である．
- プローブは近距離成分の描出に優れた高周波プローブの使用が必須である．
- 顔面構造を断面の基準に用いる．下顎骨体部に平行な断面（冠状断像）と，直交する断面（横断像）で観察する．

代表的疾患

● 顎下リンパ節腫大

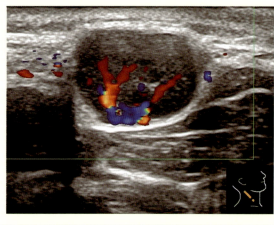
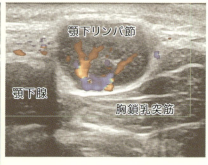

顎下腺に隣接して腫瘤性病変が認められる．顎下腺とは異なっており，顎下リンパ節腫大と考えられる．

- 顎下腺の疾患ではなく顎下領域のリンパ節の腫大である．顎下腺腫大と混同してはならない．
- 顎下腺や胸鎖乳突筋に隣接して，腫大リンパ節が認められる．通常は鎖状，数珠状に腫大し，進行すると周囲のリンパ節と癒合傾向を示す．

126

- リンパ節の基本構造が保たれたまま腫大し，内部は低エコーを示す．血流は亢進し，リンパ門から流入出する血管が確認できる．
- 膿瘍形成を生じると，膿瘍部分がさらに低エコーとなり，血流が減弱・消失する．

● 細菌性唾液腺炎

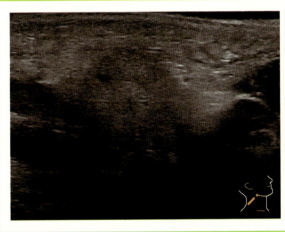
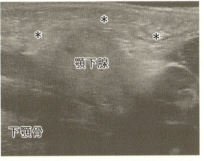

顎下腺内に境界不明瞭な低エコー病変が認められる．腺全体は腫大し，エコー輝度は不均質である．

- 急性細菌性耳下腺炎は唾液管末端拡張症に併発して，あるいは耳下腺内リンパ節炎に続発して発症する．それに対して，急性細菌性顎下腺炎の原因は唾石が多い．
- 腺全体が境界不明瞭に腫大し，内部エコーは不均質に低下する（急性期）．ドプラでは血流が亢進する．
- 周囲の軟部組織も腫大し，エコー輝度も不均質化する（＊印）．
- 病期が進み膿瘍形成を生じると，病変内部のエコー輝度はさらに不均質に低下し，液状変性を反映してドプラでの血流が消失する．

> **ひとロメモ**
> **唾液腺の先天異常**
> - 耳下腺では約20％で咬筋表面に副耳下腺がみられるが，副顎下腺が認められることは稀である．
> - 副唾液腺は正常変異とされるが，異所性開口を伴う場合には異常とすべきである．
> - 異所性唾液腺は側頸部，扁桃，舌，甲状腺内などさまざまな部位に生じる．
> - 舌下腺と顎下腺とは顎舌骨筋により隔てられているが，時に舌下腺後端が顎下腺と癒合していることがある．

1 唾液腺

舌下腺（冠状断像と矢状断像）

正常像にみるエコー所見

- 舌下部に位置し，左右の腺が対称性で同時に描出可能である．扁平で前後に細長い形態を呈する．
- 耳下腺や顎下腺と異なり，被膜は認められない．
- 耳下腺や顎下腺よりも高いエコー輝度を呈する（図1，図2）．
- 内側に舌動脈が走行するため，舌下腺同定の際に指標として用いられる．

図1 舌下腺冠状断像

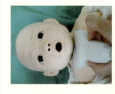
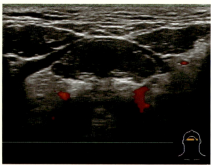
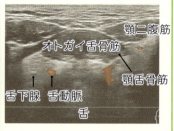

オトガイ舌骨筋の奥（頭側），舌動脈の外側に高エコー構造として描出されている．この断面では，細長い舌下腺が輪切りとして描出される．

図2 舌下腺矢状断像

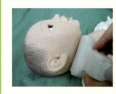
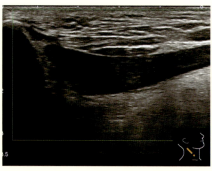
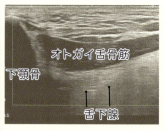

この断面では，長軸方向に細長い構造物として描出される．冠状断と比較すると，周囲との境界が不明瞭で，認識が難しくなる．オトガイ舌骨筋や顎二腹筋の長軸と平行している．

スクリーニングのポイント（成人との共通点や違いについて）

- 舌下腺のみに病変がある場合は少なく，他の唾液腺の異常や，舌下間隙の占拠性病変などと合わせて評価されることが多い．
- 舌下腺と合わせて，舌下間隙の液体貯留に注意を払うと，がま腫を鑑別しやすくなる．
- 潜入性がま腫の場合は，顎下間隙に液体が進展するため，舌下間隙のみでなく周囲間隙と合わせて評価する．

プローブ操作のポイント

- 肩枕を入れて頸部を伸展させると観察しやすい．
- 頤下部にプローブを当てると，一断面で両側舌下腺を容易に観察できる．小児でも幅広のリニアプローブでの観察が容易である．
- 近距離成分の描出に優れた高周波プローブの使用が必須である．
- まずドプラで舌動脈を同定し，その外側に位置する細長い構造物を探すと同定しやすい．

代表的疾患

● 唾液腺無発生・無形成

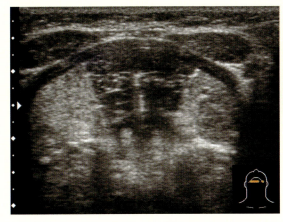
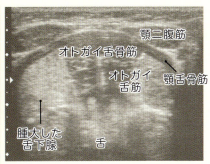

舌下腺が左右対称性に顕著に腫大している．

- 種々の型が知られているが，耳下腺および顎下腺の欠損により舌下腺が腫大する型が知られている．
- 両側舌下腺が顕著に代償性に腫大している．小唾液腺の腫大も伴う．
- 小児の口腔内乾燥や齲歯の原因の一因となることがある．

① 唾液腺

● がま腫

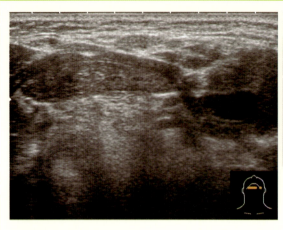
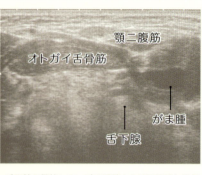

舌下腺に隣接して，舌下間隙から顎下間隙に進展する液体貯留腔が認められる．

- 舌下間隙から外側へ進展する単房性嚢胞様病変が認められる．
- 内部エコーは均質で，低エコーを示す．時に高エコーの点状浮遊物が認められることがある．
- 唾液が導管から周囲組織（顎下間隙）に漏れ出したために生じ，偽嚢胞を形成している．潜入性がま腫の所見である．
- 一部にくちばし状の舌下間隙への連続性を有することが特徴である．
- 唾液の流出障害による粘液貯留嚢胞であり，大部分が舌下腺に生じ，舌下間隙に位置する．外観がカエルの咽頭嚢に似ているため，がま腫と呼ばれる．
- 時にリンパ管奇形や類表皮嚢腫との鑑別が難しい．

> **ひと口メモ**
> **唾液腺の性質の差異**
>
> - 耳下腺は純漿液性で，分泌された唾液は耳下腺管（Stensen管／Stenon管）に集まってくる．
> - 顎下腺は大部分が漿液性であるが，一部が混合性である．顎下腺管（Wharton管）を介しては舌下小丘に開口する．
> - 舌下腺は混合性であり，大舌下腺と小舌下腺に分かれている．大舌下腺管は顎下腺管と合流し，小舌下腺管は多数の小導管（Rivunus管）が舌下ひだ表面に開口する．

② 甲状腺

甲状腺（横断像と斜矢状断像）

正常像にみるエコー所見

- 前頸部に位置し，気管を前面から囲むように存在している（図1，図2）．
- H型あるいは蝶が翅を広げたような形態を呈しており，右葉，左葉，峡部に分けられる．
- 均質な細顆粒状輝度の構造物として描出され，前頸筋群よりも高エコーを呈する．
- 峡部正中から上方に伸びる錐体葉を認める場合があるが，正常変異である．
- 血流豊富な臓器であり，ドプラでは著明な血管網が確認できる．
- 外頸動脈の分枝である上甲状腺動脈と，鎖骨下動脈から甲状頸動脈を介して分枝する下甲状腺動脈により二重支配を受けている．

図1 甲状腺横断像

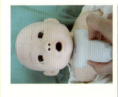
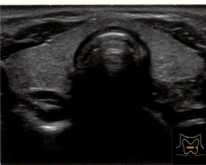
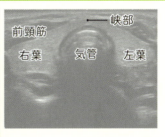

横断像では左右両葉と峡部が同時に観察できる．均質なエコー輝度を呈しており，左右はほぼ対称性である．

図2 甲状腺斜矢状断像

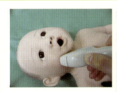
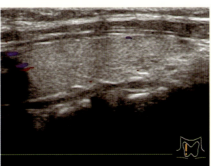
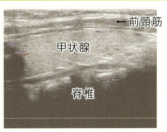

右葉・左葉は上下に長く，正中部は細い峡部でつながっている．

❷ 甲状腺

スクリーニングのポイント（成人との共通点や違いについて）

- まず横断像で形態とサイズを確認し，腫大や萎縮・低形成を評価する．
- 甲状腺サイズの評価には，標準的計測法を用いて，年齢別の基準値と対比して評価する．
- 内部のエコー輝度を確認する．均質で，筋肉よりやや高エコー輝度が正常である．不均質な低エコー輝度の場合には，Graves病や橋本病などの可能性がある．
- 内部に占拠性病変が認められる場合には，細胞診の適否について評価する（日本乳腺甲状腺超音波診断会議 甲状腺用語診断基準委員会編：甲状腺超音波診断ガイドブックを参照）．
- 血流評価には，ドプラでの定性評価に加えて，上甲状腺動脈の血流速度測定を行う．

プローブ操作のポイント

- 前頸部で気管を取り囲むように位置しているため，描出は容易である．
- 気管を輪切りにする感覚で，峡部が描出される横断像を基本断面とする．計測は常にこの断面で行うと，計測値のばらつきが小さくなる．
- 頸部が細い乳幼児では，リニアプローブで全体像が描出されない場合がある．この場合には，超音波診断用ゲルパッド（ハイドロエイド®など）や，水を入れたディスポーザブル手袋などを介して走査するとよい．

代表的疾患

● Graves病（Basedow病）

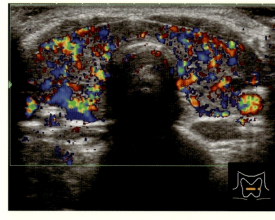
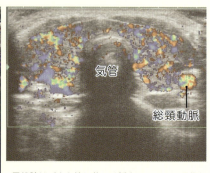

甲状腺はびまん性に著しく腫大している．顕著な血流増多を呈している．

- 甲状腺表面のTSH受容体に対する自己抗体（TSH受容体抗体：TRAb）により，甲状腺ホルモンが過剰産生される自己免疫性疾患である．
- 甲状腺は顕著にびまん性に腫大し，辺縁は鈍化している．
- カラードプラでは，甲状腺全体の著明な血流増加を示す．上（下）甲状腺動脈の血流速度測定が有用であり，成人では50 cm/sec以上で本症が疑われるとされる．

- エコー輝度は80％の例で低下し，20％が正常である．リンパ球浸潤の程度が強いほどエコーレベルは低下する．

● 甲状腺低形成

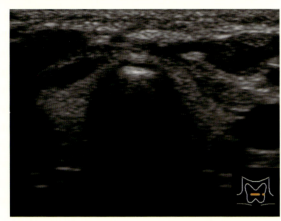
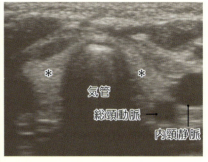

甲状腺は著しく小さく描出されている．先天性低形成の所見である．

- 甲状腺は正所性に存在するが，両葉の大きさが非常に小さい（＊印）．
- 年齢あるいは身長による基準値と比較して，−2SD以上小さく，低形成と判断できる．
- 内部のエコー輝度は本例では正常だが，やや低輝度を呈する場合もある．
- 通常はホルモン産生が不十分であり，先天性甲状腺機能低下症を呈する．
- 先天性甲状腺機能低下症は，21トリソミーに合併しやすい．他に22q11.2欠失症候群，Williams症候群などが知られている．

> **ひとロメモ**
> **コロイド濾胞**
> - 3歳以降の広い年齢層で，特にホルモン活動が活発な思春期に数mm大の境界明瞭な低エコー結節がみられることがある．
> - これはコロイド濾胞と呼ばれ，内部にサイログロブリンの前駆体を主成分とするゼラチン状の物質（コロイド）が蓄積された濾胞であり正常所見である．
> - 辺縁部にあたかも目玉のような高エコー領域を伴うことが特徴で，甲状腺結節と誤認してはならない．
> - 時に増大し分葉化することがあり，コロイド嚢胞（colloid cyst）と呼ばれる．

3 頸部

前頸部（横断像と矢状断像）

正常像にみるエコー所見

- 前頸部は，舌骨に付着する多数の筋群や深頸筋膜により，多くの間隙を形成している．
- 舌骨を境にして，舌骨上と舌骨下に大別される．
- 正中には下咽頭や気管が位置しており，その周囲に甲状軟骨や前頸筋群が位置する．
- 舌骨上では口腔底が描出され，内舌筋を介して舌根部や下咽頭が観察できる．
- 舌骨下では，下咽頭，甲状軟骨，気管，甲状腺，副甲状腺などが観察できる

図1 前頸部横断像（舌骨下）

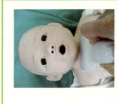
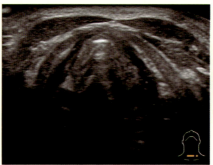
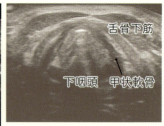

正中部に下咽頭が存在し，内腔の空気介在により背側は描出されない．甲状軟骨は低エコー輝度を示し，断面では弓状構造として描出される．

図2 前頸部矢状断像（舌骨部および舌骨上）

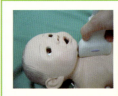
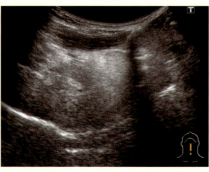
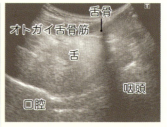

舌骨が低エコー構造物として描出され，背面には音響陰影を伴っている．下顎骨と舌骨を結ぶオトガイ舌骨筋や顎二腹筋が縦走し，その奥に内舌筋がみられる．唾液の嚥下による運動がリアルタイムに確認できる．

スクリーニングのポイント（成人との共通点や違いについて）

- 前頸部の超音波検査は，正中部の腫瘤様病変の精査目的に施行されることが多い．
- 旧来，正中頸嚢胞と呼ばれていたものの大部分が，甲状舌管嚢胞である．
- 舌骨との位置関係と，舌根部の舌盲孔から舌骨を経由して甲状腺に至る甲状舌管の経路を念頭に検査を行う．

プローブ操作のポイント

- 肩枕を入れて頸部を伸展させると観察しやすい．
- 概観は矢状断像で理解しやすいが，診断のための走査は舌骨上では冠状断像，舌骨下では横断像を基本断面とする．
- 下咽頭や気管を中心として，これらを取り囲む輪状の咽頭をイメージするように走査すると理解しやすい．
- 近距離成分の描出に優れた高周波プローブの使用が必須である．
- 前頸部腫瘤の精査では，まず甲状舌管嚢胞と異所性甲状腺を念頭におく．他に類皮嚢腫，リンパ管奇形，血管腫などを鑑別する．

代表的疾患

● 甲状舌管嚢胞

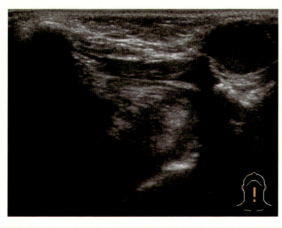
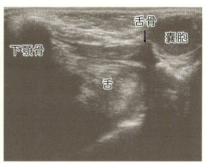

舌骨に近接して境界明瞭な低エコー嚢胞が認められる．

- 舌骨に付着するように，舌骨下の正中線上に境界明瞭で辺縁整の，球形嚢胞を認める．
- 内部は均一な低輝度を呈し，血流はみられない．
- 甲状腺の発生学的な下降路である甲状舌管（ ひとロメモ 参照）に生じた甲状舌管嚢胞である．甲状舌管の経路のいずれにも生じ得る．
- 時に上皮細胞の含有により，あるいは出血や感染の併発により，所見が修飾される場合がある．
- 嚢胞と舌骨とが同期するように移動していれば，より確信度が高まるが恒常的所見ではない．

❸ 頸部

● オトガイ下部膿瘍

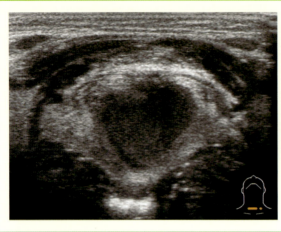
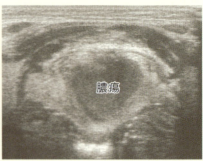

オトガイ下に境界不明瞭な低エコー病変が認められる.

- 舌骨上オトガイ下部正中に余剰な構造物が認められる.
- 中心部は低エコー輝度であるが,水よりは輝度が高く,不均質である.
- 辺縁部は境界不明瞭であり,厚く不規則で血流を有する被膜様構造で取り囲まれている.
- 甲状舌管の経路とは離れており,甲状舌管嚢胞とは局在が異なる.オトガイ下部膿瘍の所見である.

> **ひと口メモ**
> **甲状腺の下降路**
> - 甲状腺は舌背正中の舌盲孔から発生し,その後頸部正中を下降し,舌骨部を通って,甲状軟骨前面に甲状腺を形成する.この下降路を甲状舌管と呼ぶ.
> - 甲状舌管嚢胞や異所性甲状腺は,この経路上に生じる.
> - 異所性甲状腺は舌根部に多いのに対して,甲状舌管嚢胞は舌骨近傍に多い.
> - 舌骨よりも尾側に生じる場合,傍正中あるいはやや外側に位置する傾向にある.

3 頸部

側頸部（横断像と矢状断像）

正常像にみるエコー所見

- 側頸部には，斜走する帯状の低エコー輝度を示す胸鎖乳突筋と，血流を伴う縦走する管腔構造である総頸動脈および内頸静脈が容易に確認される（図1，図2）．いずれも，病変の局在判断の参考になる．
- その他に頸部の筋群が重層するように走行する．
- 内頸静脈周囲や胸鎖乳突筋近傍には，リンパ管が密に局在している．
- 小児では側頸部に短径10 mm未満のリンパ節が多数認められることがある．臨床的意義はない場合が多い．

図1 側頸部横断像

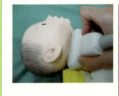
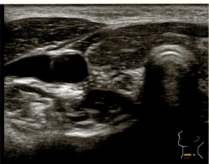
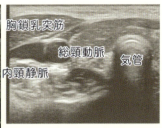

正中部には気管が輪切りの断面として描出されている．外側には，左右対称性に胸鎖乳突筋，総頸動脈，内頸静脈がいずれも断面像として描出されている．

図2 側頸部矢状断像

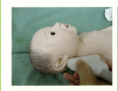
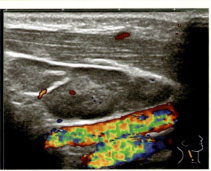
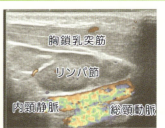

胸鎖乳突筋と総頸動脈・内頸静脈はほぼ平行に走行するため，条件が良いと一断面で描出される．胸鎖乳突筋に沿って扁平なリンパ節が描出されているが，必ずしも病的所見とはいえない．

❸ 頸部

スクリーニングのポイント

- 側頸部の病変は，リンパ管や咽頭弓に関連する疾患が多い．
- まずはリンパ節・リンパ管の疾患を念頭におき，側頸部リンパ節との関連を考慮しながら走査する．
- 咽頭弓に関連する病変は，胸鎖乳突筋周囲に認められることが多い．
- 占拠性病変をみた場合には，リンパ管奇形と充実性腫瘤，リンパ節腫大と膿瘍，囊胞と腫瘍などの鑑別のため，ドプラによる血流評価が必須である．
- 乳児で胸鎖乳突筋の腫大や，筋内腫瘤をみた場合は，筋性斜頸（fibromatosis colli）を考慮する．

プローブ操作のポイント

- 観察側を伸展させる体位をとると，観察が容易となる．
- 小児では有痛性疾患が多いため，愛護的に走査する必要がある．
- 近距離成分の描出に優れた高周波プローブの使用が推奨される．
- まず概観を矢状断像で観察すると理解しやすい．胸鎖乳突筋と頸動静脈を指標として，全体像を観察する．
- より詳細な観察のためには，矢状断に加えて横断像での観察が必要となる．その際に，筋膜で囲まれた頸部間隙や，リンパ節の所属を認識しながら走査すると，病変の広がりが理解しやすい．

代表的疾患

● 菊池病

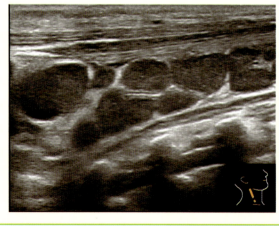
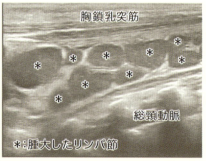

胸鎖乳突筋に沿って多数のリンパ節腫大が認められる．いずれも一様な性状を示し，節による差異はみられない．

- 胸鎖乳突筋に沿った側頸部に，多発性に低エコー輝度病変が認められる（＊印）．多発性側頸部リンパ節腫大と思われる．
- 各々の病変内部は均質なエコー輝度を呈し，すべての病変がほぼ同等の所見を示す．
- 亜急性の経過と，均質な低エコー輝度から，菊池病に典型的所見である．
- 本症は原因不明の非化膿性リンパ節壊死性病変を特徴とする．発熱，上気道症状と前後して有痛性頸部リンパ節腫脹をきたす．
- 壊死を伴うが石灰化を呈することはない．リンパ門は保たれ，門部からの血流はほとんどが正常である．

● リンパ管奇形

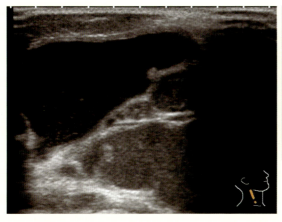
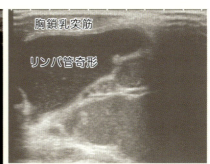

境界明瞭な囊胞性病変が認められる．充実性成分は伴っていない．

- 胸鎖乳突筋に沿った側頸部に，大きな単房性低エコー輝度病変が認められる．
- 境界明瞭な占拠性病変であり，内部は血流を欠き，水と同等の均一な無エコーを呈する．
- リンパ管奇形（囊胞性ヒグローマ）が疑われる．
- 多くは多房性で隔壁様構造がみられるが，時に本例のように単房性のこともある．
- 囊胞の大きさは1mm以下のもの（小囊胞性：microcystic lesion）から数cmに達するもの（大囊胞性：macrocystic lesion）までさまざまなものが混在することが多い．
- 出血や感染を合併すると輝度が上昇し，囊胞によりエコー輝度が異なったり，液面形成を有する沈殿物が見られる．

> **ひと口メモ**
> **リンパ管奇形とリンパ管腫は同じもの？**
> - リンパ管奇形は，従来リンパ管腫と呼ばれていた．
> - 増殖力を欠く先天性疾患であるため，腫瘍を示唆する名称は不適切とされ，現在はリンパ管奇形と呼称される．自然経過での退縮・消失は期待できない．
> - 国際血管奇形研究学会（ISSVA）により，病態に基づいて脈管病変のひとつに含められている．

4 胸部

胸腺（横断像と矢状断像）

正常像にみるエコー所見

- 胸腺は前縦隔に位置しており，時に上縦隔（胸郭入口部）や上大静脈背側に及ぶことがある．
- 境界明瞭で辺縁整であり，内部の正常は均質で，粒状あるいは網状の高エコーと低エコーとが混在した特徴的所見を呈する（図1, 図2）．
- 正常胸腺は柔らかく，周囲の血管などに圧排されて容易に形態が変化する．
- 血管の拍動や呼吸の動きにより，受動的に移動したり，形態が変化する様子がリアルタイムに観察される．
- 年少児ではサイズが大きく，観察は容易だが，成長に従って退縮するため描出されにくくなる．また胸腺皮質の脂肪浸潤を反映して，エコー輝度は上昇する．

図1 胸腺横断像

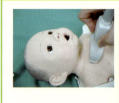
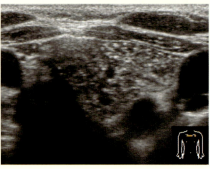
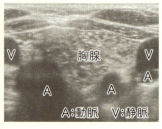

胸骨上窩レベルの前縦隔に，粒状高エコーと低エコーとが混在した実質臓器が認められ，典型的な胸腺の所見である．周囲の血管を圧排せず，柔らかい進展形式を示す．

図2 胸腺矢状断像

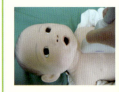
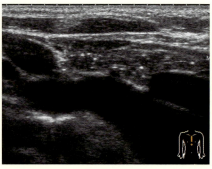
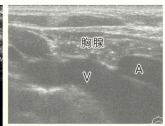

矢状断像では，縦走する細長い構造物として描出されている．

スクリーニングのポイント（成人との共通点や違いについて）

- 胸腺が検査対象になるのは，検査中に偶然発見される場合，胸部単純写真で占拠性病変と疑われた場合，異所性胸腺の際の比較対象として，などの場合が多いと思われる．
- 特徴的な内部エコーから，胸腺であろうとの推測は容易である．
- 周辺臓器を圧排する場合には，異常所見と考えたほうがよい．
- 旧来は肝実質と類似したエコー所見と記載されていたが，近年の高性能機器では肝臓とは明らかに異なる所見として描出される．

プローブ操作のポイント

- 基本的には前縦隔に位置するため，胸郭の骨や肺内の空気の介在により，全体像の描出は容易ではない．
- 胸骨上走査・鎖骨上走査・肋間走査など，骨や肺を避けて音響窓を確保する．
- プローブは扇状のビームを有するコンベックス型あるいはセクター型が好まれる．使用可能なら，接触面が小さいマイクロコンベックス型が有利である．

代表的疾患

● 頸部異所性胸腺

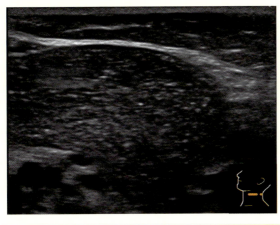
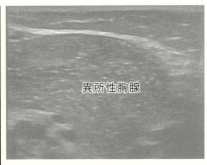

頸部に軟部組織濃度の占拠性病変が認められる．内部エコーが胸腺と同等である．

- 頸部に境界明瞭で辺縁整の占拠性病変が認められる．
- 腫瘤様ではあるが柔らかい進展形式を呈し，周囲組織への浸潤や圧排所見はない．
- 病変内部は正常胸腺と同じ性状を示し，粒状高エコーと低エコーとが混在した所見を呈しており，異所性胸腺と考えられる．
- 異所性胸腺は，発生過程の下降路の途中にとどまった病態を指す．
- 縦隔内胸腺は正常な場合と，同側片葉が欠損する場合とがある．
- 時に嚢胞様所見を示すことがある．

④ 胸部

● 胸腺腫瘍

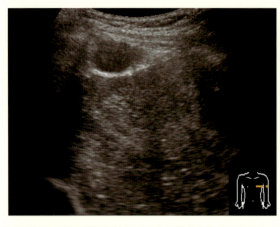
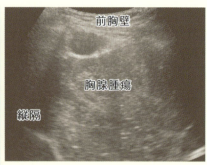

胸腺由来の悪性腫瘍．正常胸腺とは明らかに内部の性状が異なる．

- 前縦隔に大きな余剰な軟部組織が認められる．
- 内部の輝度は正常胸腺とは異なり，種々のエコー輝度領域が混在した性状を呈する．
- 全体像としては不均一な低エコー輝度を呈しており，mass effect を伴っている．本例は悪性リンパ腫であった．

> **ひと口メモ**
> **胸腺の発生**
> - 第三および第四咽頭嚢は，発生過程で咽頭壁から離れて尾側へと遊走する．
> - 胸腺は第三咽頭嚢に由来し，発生過程で胸郭内へと下降し，最終的に反対側の胸腺と癒合する．
> - 下副甲状腺は胸腺と同じ第三咽頭嚢に由来し，上副甲状腺は第四咽頭嚢に由来する．第三咽頭嚢は胸腺により牽引されるため，上下関係が逆転する．

4 胸部

胸部（横断像と斜矢状断像）

正常像にみるエコー所見

- 胸部は多数の肋骨を含む胸郭と，空気を含む肺により，超音波が苦手な部位である（図1）．
- そのため，胸部の観察は肋間走査や未骨化肋軟骨を介しての走査などに限定される（図2）．
- 含気を含んだ肺の評価は限定的である．
- 胸壁や胸腔，含気を失った肺は描出可能である．
- リアルタイムでは，呼吸運動により壁側胸膜と臓側胸膜がスライドする様子が確認される．

図1 胸部横断像

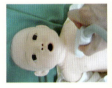
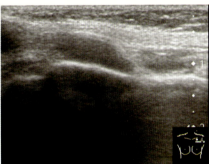
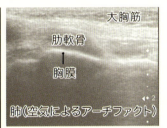

肋間走査による横断像である．まだ骨化していない肋軟骨を介して，直下の壁側および臓側胸膜が確認できる．しかし肺の含気のため，臓側胸膜より深部は描出されない．

図2 胸部斜矢状断像

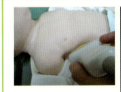
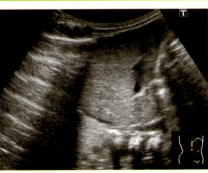
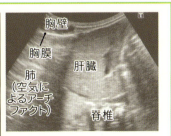

側胸部からの斜矢状断像では，肝臓の頭側は空気によるアーチファクトのため，描出されていない．含気を含む肺が介在するためである．

胸部

スクリーニングのポイント（成人との共通点や違いについて）

- 胸壁が検査対象の場合には，まず病変直上にプローブを当てて，病変の性状を観察する．
- 筋肉や肋骨・肋軟骨との関連を観察し，由来臓器を推測する．
- 呼吸運動による病変の変動を観察する．このリアルタイム性が超音波の大きな利点である．
- 縦隔や血管などの胸腔内病変が検査対象の場合には，肋間走査を基本とする．
- 成人と大きく異なる点は，肋軟骨の骨化が不十分なため音響窓を確保しやすい点と，胸腺が存在する点に代表される．

プローブ操作のポイント

- 胸壁が検査対象の場合には，近距離成分の描出に優れたリニア型高周波プローブの使用が推奨される．
- 胸腔内病変が検査対象の場合には，プローブは扇状のビームを有するコンベックス型あるいはセクター型が好まれる．使用可能なら，接触面が小さいマイクロコンベックス型が有利である．
- 肋間走査を基本とする．
- 胸腔底部の検索の場合は，胸壁からの走査では肺に含気があると描出しにくいため，肝臓を音響窓にする意識で走査するとよい．
- 横断像に加えて，矢状断像や冠状断像での観察が有用だが，肋間走査では肋骨の走行に沿った角度での走査を余儀なくされる場合がある．

代表的疾患

● 胸水

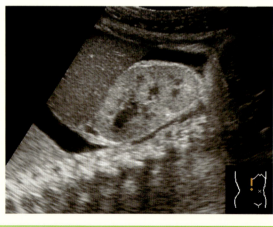
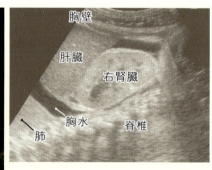

肝臓を音響窓として胸腔内に液体貯留が描出されている．

- 肝臓の頭側に描出される横隔膜と，含気を失った右下葉との間にエコーフリースペースがある．壁側胸膜と臓側胸膜との間（胸腔）の液体貯留の所見である．
- 胸膜肥厚や被膜形成はなく，液体の輝度も水と同等であり，漿液性の胸水が疑われる．
- 胸腔内液体貯留は，FASTの際のチェック項目のひとつとして重要である．
- 血気胸の場合には所見が修飾されるため，わかりにくくなる恐れがある．

● 肺炎

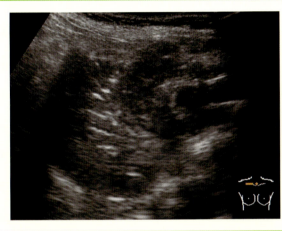
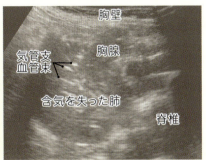

肺内の含気が不良なため，正常では描出されないはずの肺が描出されている．

- 通常では描出されないはずの肺が，明瞭に描出されている．
- 肺が含気を失ったためであり，肺炎や無気肺などの可能性が考えられる．
- 内部には樹枝状の高エコー輝度の線条があり，気管支（気管支血管束）を反映しているものと思われる．

ひとロメモ

point-of-care 超音波

- 近年，point-of-care 超音波（POCUS）として，気胸の診断や気管チューブ先端位置確認などにも超音波が用いられるようになっている．
- 従来は空気の介在により超音波の有用性は限定的であるとされてきたが，知見の集積により適応範囲が広がってきている．

5 腹部

臍（横断像と矢状断像）

正常像にみるエコー所見

- 臍は胎生期臍帯の付着部位であり，腹部正中に位置する（図1）．
- 出生後は瘢痕様構造として残存し，超音波では陥凹として描出される．
- 胎生期には直下の臍輪を介して，膀胱と連続する尿膜管，腸管と連続する卵黄腸管（臍腸管），臍動静脈の経路であった．
- 出生時には卵黄腸管は消失しているが，尿膜管や臍動静脈の遺残物は出生後長期にわたり描出される（図2）．

図1 臍部横断像

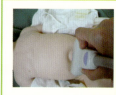
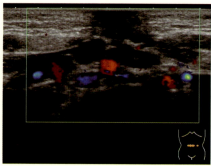
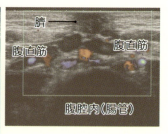

臍直上にプローブを当てると，低エコー輝度を呈する陥凹構造として描出される．内部には血流を有さない．臍直下には臍輪が存在し，正中部には腹直筋は存在しない．腹腔側では，腹膜を介して消化管が描出される．

図2 臍部矢状断像

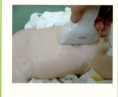
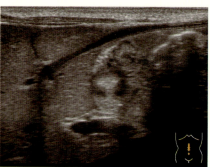
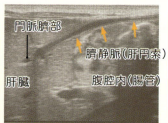

臍から肝臓に向かって索状物が描出され，臍静脈の索状遺残（肝円索）である．生後早期には明瞭に描出されるが，成長に従って不明瞭になってくる．頭側では門脈臍部を介して，静脈管（索），下大静脈へと連続する．

スクリーニングのポイント（成人との共通点や違いについて）

- 臍自体の病変と，胎生期臍帯に関連する病変に分けて考えると理解しやすい．
- 臍自体の病変は，臍ヘルニア，炎症，肉芽・ポリープ，血管腫，静脈瘤などに代表される．
- 臍自体あるいは臍直下の炎症は，尿膜管や卵黄腸管の局所遺残である臍洞が原因となる場合がある．
- 尿膜管の走行に沿って，常に膀胱頂部まで観察する習慣をつけるとよい．

プローブ操作のポイント

- 臍部の陥凹に，超音波用ゼリーを溢れるくらい十分に塗布し，複雑な表面形態の臍部から空気を抜くと観察しやすい．
- 臍ヘルニアなど突出物の観察には，穴を開けた超音波診断用ゲルパッド（ハイドロエイド®など）内に突出物を陥入させ，周囲をゼリーで埋めて空気を抜くと観察しやすくなる．
- 距離成分の描出に優れたリニア型高周波プローブの使用が推奨される．
- 臍部の病変では，尿膜管との関連を念頭に，必ず膀胱頂部まで矢状断像と横断像で観察する．

代表的疾患

● 尿膜管開存

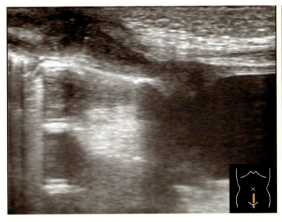
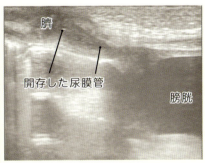

臍から膀胱頂部にかけて管腔様病変が連続している．

- 臍から膀胱頂部まで連続するように，索状あるいは管腔様構造物が認められる．
- 明らかな囊胞や腫瘤は指摘できず，管腔が開存しているようにみえる．
- 臍から尿が漏出しており，尿膜管開存と考えられる．
- 単なる索状物の遺残だけの場合は，特に幼少児では異常所見と早計すべきではない．

5 腹部

● 臍膿瘍

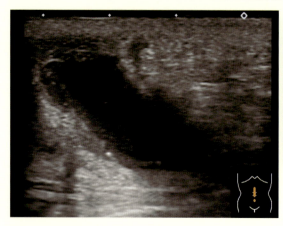
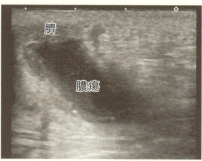

臍直下に境界不明瞭な低エコー病変が認められる．

- 臍直下に低エコー域が認められる．
- 辺縁は境界不明瞭で不規則な厚い被膜様構造を呈し，カラードプラで血流を有している．中心部は内部に流動性を有する低エコー輝度の液体貯留であり，血流は伴わない．
- 腹直筋直下の腹膜外を進展している．
- このような臍直下の膿瘍は，尿膜管あるいは卵黄腸管に由来する臍洞に感染を伴った病変と考えられる．
- 抗菌薬投与とドレナージにより治療した後に，臍洞の摘出術を行った．

> **ひと口メモ**
> **臍に関連した胎生期遺残構造**
>
> - 胎生期に臍と関連する構造物には，尿膜管，卵黄腸管（臍腸管），臍動静脈がある．これらは出生後いずれも閉鎖あるいは消退するが，開存・遺残すると特徴的な病態を呈する．
> - 尿膜管に関連する疾患として尿膜管開存，尿膜管囊胞などが，卵黄腸管に関連する疾患として卵黄腸管開存やメッケル憩室などが，臍動静脈に関連する疾患として臍静脈瘤などが知られている．

6 鼠径部・精巣・股関節

鼠径部（横断像と矢状断像）

正常像にみるエコー所見

- 鼠径部には，鼠径管をはじめとして大腿動静脈，神経，リンパ節，鼠径靱帯，大腿三角などの重要構造物を含んでいる（図1）．
- 鼠径管は鼠径部を斜走する管腔様構造物であり，前壁は外腹斜筋腱膜，下壁は鼠径靱帯と裂孔靱帯，上壁は内腹斜筋と腹横筋の下縁，後壁は腹横筋腱膜と横筋筋膜からなる（図2）．
- 鼠径靱帯の内側上方尾側に浅鼠径輪，腹腔側には深鼠径輪があり，浅・深鼠径輪の間を鼠径管と呼ぶ．
- 超音波では内部構造により認識されることが多い．すなわち，男児では精索，女児では子宮円索である．また鼠径ヘルニアやリンパ管奇形，鞘状突起開存などの病的状態の際には認識しやすい．

図1 鼠径部横断像

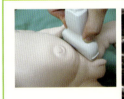
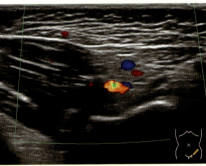
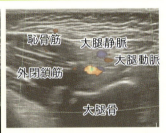

鼠径部を縦断する大腿動静脈が，輪切りとして描出されている．これらに隣接して，神経も走行する．この断面では，正中側に恥骨を起始とする恥骨筋や外閉鎖筋が描出されている．鼠径靱帯はこの断面の頭側に位置する．

図2 鼠径部矢状断像

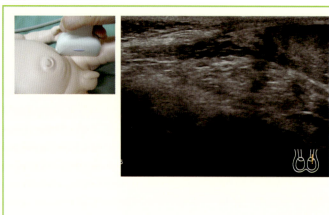
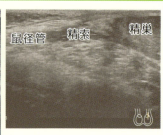

鼠径管に沿った断面である．深鼠径輪と浅鼠径輪との間が鼠径管であり，精索を含んでいる．精索は外精筋膜，精巣挙筋，内精筋膜からなる膜内を，精管，血管，神経，リンパ管が走行する．頭側は腹腔に連続し，尾側は陰嚢内で精巣付属器とつながる．

スクリーニングのポイント（成人との共通点や違いについて）

- 男児では，まず最初に鼠径管内構造を確認する．すなわち，精索が描出され，内部に動静脈を含んでいる状態を確認する．
- その上で，腸管や大網などの腹腔内構造物の脱出をみる．
- ヘルニアの検索では，腹圧を上昇させたり，立位をとらせたりすると，脱出を誘発できる場合がある．
- 女児では子宮円索を含んでいるが，鼠径ヘルニアや卵巣滑脱ヘルニア，Nuck水腫などが存在しないと，認識されにくい．
- 鼠径リンパ節は，下肢からのリンパ流が流れるため，腫大することが多い．下着で隠れないように，十分に視野を露出して検査をすべきである．

プローブ操作のポイント

- まずは下腹壁動静脈を目安に，鼠径管を斜縦断像で観察する．男児では陰嚢内まで一連に検索するとよい．
- 次いで大腿動静脈を目安として，横断像で鼠径管以外の部位を検索する．その際は，大腿三角や鼠径靱帯など，参照となる正常構造との位置関係を認識しながら検査を行う．
- 最後に腹圧をかけた状態で，ヘルニアの有無を確認する．

代表的疾患

● 鼠径部リンパ節炎

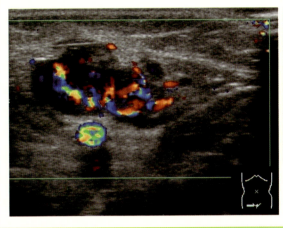
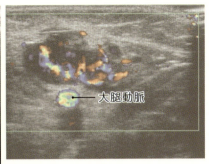

鼠径部に腫大リンパ節が認められ，内部に顕著な血流増多を伴っている．

- 大腿動静脈の浅層の皮下組織に，類円形の低エコー輝度領域が認められる．
- リンパ門を有しており，門部から流入出する樹枝状の血管構造が確認できる．
- 鼠径リンパ節の化膿性リンパ節炎の初期像である．病状が施行すると，液状変性や膿瘍化により，さらに低エコー輝度化し，血流が消失する．

● 鼠径ヘルニア

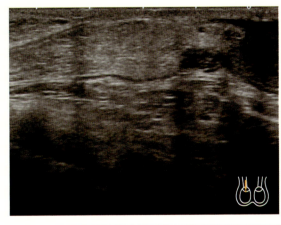
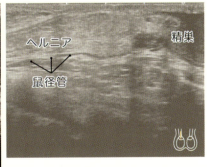

鼠径管内を腹腔内脂肪が脱出している．

- 鼠径管内に異常構造物が認められる．
- 腹腔内と連続しており，腹圧や腸管蠕動に伴って鼠径管内を出入りする．
- 超音波で観察しながら用手的に還納が可能であり，鼠径ヘルニアと診断できる．
- ヘルニアは精索に平行して陰嚢内まで下行し，先進部は精巣や精巣付属器に隣接する．

⑥ 鼠径部・精巣・股関節

> **ひと口メモ**
>
> **種々のタイプの鼠径ヘルニア**
>
> - 鼠径ヘルニアは消化管が脱出することが一般的であるが，消化管以外にも種々の構造物が脱出することが知られている．
> - 大網や腸間膜は消化管とともに脱出することが多い．
> - 女児では卵巣や子宮がヘルニアを呈することが知られている．
> - 他にも虫垂（Amyandヘルニア），メッケル憩室（Littreヘルニア），腸壁の一部が嵌頓するRichterヘルニアなどがある．

6 鼠径部・精巣・股関節

精巣（横断像と矢状断像）

正常像にみるエコー所見

- 精巣は左右別々に類円形の境界明瞭な構造物として陰嚢内に存在し，発生の過程で下降路にとどまると，停留精巣となる．
- 新生児期には小さく，低エコー輝度を示し，血流は微弱である．その後緩徐に増大し，思春期に増大のピークを迎え，エコー輝度も上昇する．
- 内部には精巣縦隔が高エコー輝度領域として描出される．
- 時に，多数の小さな球状あるいは管状の低エコーからなる精巣網がみられる（図1）．
- 精巣付属器は，精巣上体，精管，血管，および精巣垂・精巣上体垂・精巣傍体からなる．
- 精巣上体は三日月型の構造物で，頭部は精巣の頭側に，体部・尾部は側方に位置する（図2）．
- 精管および精管動脈は，一度尾側に向かい，精巣上体尾部と接合した後，反転するように精巣上体頭部に至る．

図1 精巣横断像

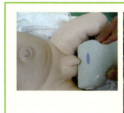
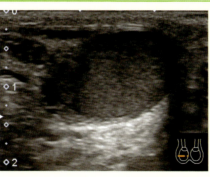
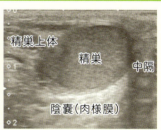

陰嚢内に境界明瞭な構造物として描出される．内部は均一な低エコー輝度を呈する．精巣上体体部が輪切りとして，外側部に確認できる．

図2 精巣矢状断像

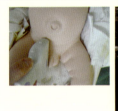
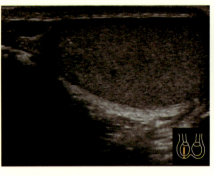
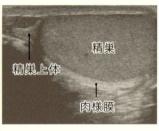

精巣上体頭部が精巣の頭側に認められる．さらに頭側は精索に連続している．断面をずらすと，精巣上体体部および尾部が認識できる．精巣内は均一なエコー輝度を呈し，内部には精巣縦隔，精巣網などが確認できる．カラードプラでは，精巣動脈の分枝である被膜動脈や求心動脈が認識可能である．

スクリーニングのポイント（成人との共通点や違いについて）

- まず陰嚢にプローブを当て，両側精巣が陰嚢内に存在することを確認する．陰嚢内に存在しない場合には，鼠径部から骨盤内，腹部へと検索範囲を広げていく．
- 精巣の大きさ，内部の性状，血流を観察する．いずれも左右を比較することが重要である．
- 精巣上体を観察する．腫大や血流増加は精巣上体炎の可能性を示唆する所見である．精巣上体の形態や精管の走行を追うように走査する．
- 精巣垂や精巣上体垂は，腫大がないと認識が難しい．逆に不自然に目立つ場合には，垂捻転の可能性を考慮すべき所見である．
- 陰嚢壁・肉様膜を観察する．IgA血管炎や特発性陰嚢浮腫では肥厚がみられる．
- 陰嚢内の液体貯留を観察する．陰嚢水腫・精索水腫の頻度が高いが，囊胞性腫瘍やリンパ管奇形と慎重に鑑別する．
- 精索静脈が拡張蛇行している場合には，精索静脈瘤を考慮する．息こらえをしたり，腹圧をかけたりすると，さらに所見が顕在化する．左側に頻度が高く，還流先である左腎静脈まで観察する必要がある．

プローブ操作のポイント

- リニア型高周波プローブの使用が推奨される．陰嚢の観察に関しては，プローブのサイズが邪魔になることは少なく，両側精巣が同時に観察できる幅広いリニアプローブが便利である．
- 陰嚢・精巣は可動性の大きい構造物であり，プローブを持たない側の手で，あるいは介助者により，陰嚢を支えながら走査する場合がある．
- いずれの病態も，左右を比較しながら走査する必要がある．そのため，特に横断像では，両側精巣を同時に描出することを意識する．別々に観察する場合には，深度やゲイン，カラー設定などを同条件にすべきである．

- 病態を把握するためには，精巣のみでなく，精巣上体・付属器，精索，鼠径管，鼠径部などまで観察範囲を広げる必要がある場合が多い．

代表的疾患

● 精巣捻転

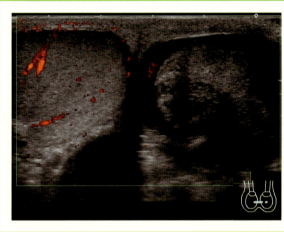
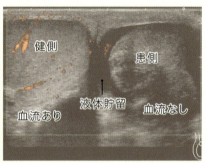

精巣内の血流には左右差が認められ左精巣で減弱している．

- 健側との比較のため，両側の精巣が一断面に同時に描出されるように走査している．
- 患側（左）精巣は腫大している．内部エコーは不均一で，境界不明瞭な低エコー輝度領域が多巣性に認められる．
- パワードプラで患側精巣内に血流シグナルが描出されず，精巣捻転が示唆される．
- 精巣周囲の陰嚢内には，液体貯留が認められる．

● 精巣上体炎

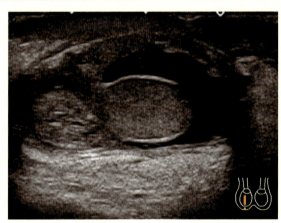
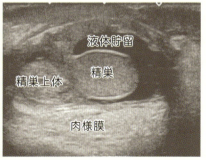

精巣自体の腫大はないが，精巣上体が著しく腫大している．

6 鼠径部・精巣・股関節

- 精巣自体の腫大は伴わないか，あっても軽微である．
- 精巣周囲の陰嚢内に液体貯留を伴っている．
- 陰嚢壁（肉様膜）は著明に肥厚している．
- 精巣上体が顕著に腫大し，血流増加を呈している．精巣上体炎の所見である．

ひと口メモ

急性陰嚢症

- 急性の陰嚢痛を主症状とする病態を，急性陰嚢症と称する．急性陰嚢症の約40％が精巣捻転であり，血流障害を生じるために緊急手術を要する．発症後6時間以内に捻転解除が施行されれば，ほぼ100％で機能が維持されるが，24時間を超えると機能維持はほぼ不可能となる．
- 急性陰嚢症を呈するその他の疾患として，精巣上体炎，付属器（精巣垂・精巣上体垂）捻転，IgA血管炎などの頻度が高い．

6 鼠径部・精巣・股関節

股関節（横断像と矢状断像）

正常像にみるエコー所見

- 股関節のエコーをみる場合には，大腿骨頭の骨化進行状況を念頭におく必要がある．
- 大腿骨頭は生後3か月までは軟骨のみである．それ以降に骨端中心の骨化が始まり，思春期に至るまでに徐々に進行する．
- 軟骨は超音波ビームが通過するため，低エコー輝度として描出される．高性能の機器では，内部に点状の高エコー輝度領域が散在している様子が確認できる．骨化した部分は，背側の音響陰影を伴う高エコーとして描出される（図1）．
- 関節を取り囲むように関節包（滑液包）が存在し，超音波では関節部の手前に位置している．正常でも少量の液体を含んでいるが，病的液体貯留でないと，認識しがたい（図2）．

図1 股関節横断像

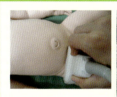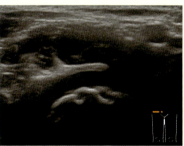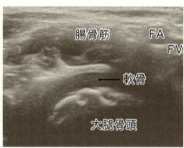

腸骨筋を介して，大腿骨頭が横断像として描出されている．骨端の骨化部分は不規則な高エコー輝度領域として描出され，その背側は音響陰影を伴っている．軟骨は低エコー輝度に描出される．滑膜や関節包自体は，肥厚や液体貯留などがないと認識が難しい．内側部には大腿動脈（FA），大腿静脈（FV）が輪切りに描出されている．

図2 股関節矢状断像

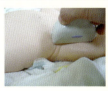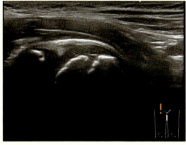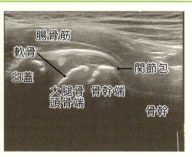

大腿骨長軸に沿った断面であり，直感的に理解しやすい．骨幹部，骨幹端に引き続き，大腿骨頭骨端部が描出されている．中心部には骨化部分が，辺縁部には低エコー輝度を示す軟骨部が描出されている．関節部を覆う関節包が確認できる．

スクリーニングのポイント（成人との共通点や違いについて）

- 股関節の超音波検査で最も重要な点は，関節液貯留の有無と程度を診断することである．
- そのため，スクリーニングではまず矢状断像で大腿骨や股関節の位置関係を把握し，関節液貯留の有無を見る．
- 横断像や冠状断像でも基本的所見は同じであるが，不慣れな初学者では認識しがたい．
- 関節液が認められた場合には，関節液の性状，滑膜肥厚，周囲軟部組織腫脹，骨膜下嚢胞の有無などをチェックできればよいが，必ずしもこだわる必要はない．

プローブ操作のポイント

- リニア型高周波プローブの使用が推奨される．矢状断像では，大腿骨頭の長軸を認識しながら走査する方法が理解しやすく，長い長軸方向をカバーできる幅広いリニアプローブが便利である．
- 大腿骨の長軸に沿った矢状断像で，大腿骨頭を確認する．骨化中心と，それを取り囲む低エコー輝度の軟骨を合わせて，大腿骨頭の形態や大きさを認識する．
- 大腿骨頭から頸部にかけて，周囲を関節包が覆っている．股関節超音波検査の最も重要な観察ポイントは，この関節包内部の液体貯留の有無である．
- 低エコー輝度を呈する軟骨を，関節液と誤認しないように注意する必要がある．初学者が最も誤りやすい点である．
- 左右を比較しながら走査する必要がある．そのため，深度やゲイン，カラー設定などを同条件にして，2画面表示で左右を対比できるよう描出するとよい．

代表的疾患

● 股関節炎

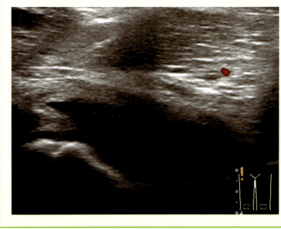
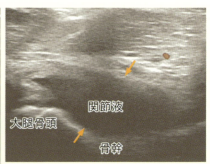

股関節の前面に液体貯留が認められる．

- 股関節の関節腔に一致して余剰な低エコー輝度領域があり，関節液貯留と考えられる．
- 健側と比較すると，病的な液体貯留が認識しやすい．
- 液体の超音波所見からだけでは，原因疾患を断定することは難しい．単純性股関節炎（一過性滑膜炎），化膿性関節炎，若年性慢性関節炎など，いずれも初期には類似した所見を呈する．
- 関節液穿刺の適応の判断のために有力なツールとなる．

● 股関節滑膜肥厚

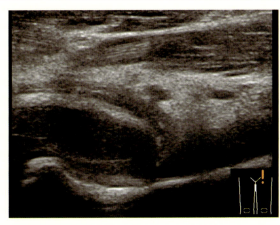
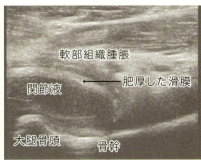

関節液貯留とともに，著しい滑膜肥厚を伴っている．

- 股関節の関節液貯留と同時に，液体周囲に厚い被膜様構造が認められる．滑膜肥厚の所見である．
- 周囲の軟部組織も顕著に腫脹している．
- いずれも血流増加を示し，炎症性変化が示唆される．
- 顕著な滑膜肥厚と，慢性に経過する多発関節炎の所見から，若年性特発性関節炎と診断された．

> **ひと口メモ**
> ### 股関節脱臼に対する超音波
>
> - 発達性股関節形成不全（先天性股関節脱臼）に対して，従来は超音波の有用性が強調され，診断および経過観察に広く用いられてきた．Graf法がよく知られており，骨性臼蓋線，軟骨性臼蓋線などから，臼蓋の形成や骨頭の脱臼を評価する手法である．
> - しかし近年は，本症に対して超音波検査は用いられることが少なくなっている．乳児では関節や靱帯の可動性・柔軟性が大きいために偽陽性が多く，熟練した整形外科医による理学的所見に対する優位性が証明できないためである．

3. 心臓超音波検査

　心エコー検査は，循環器疾患の診断のみならず血行動態把握に不可欠な検査である．従来の包括的検査では，小児循環器医師または検査技師が多断面を用いて，多数の計測項目を測定し系統的に診断してきた．一方，心臓を専門としない医療従事者が，救急やベッドサイドで簡単なプロトコルに沿って超音波検査を施行する検査法も普及しつつある．その場合，左室長軸断面，左室（および大血管）短軸断面，心尖部四腔断面の3断面が特に重要である．さらに，大動脈弓断面と剣状突起下断面を描出できると診断精度が上がる．本章では，それらの断面を説明するとともに代表的疾患を概説した．心臓超音波検査においても正常像をきちんと描出できると，重症疾患に遭遇した際「おやっ？」と思うことが可能となる．

❶ 胸骨傍アプローチ ────────────────── 森　一博，市橋　光
❷ 心尖部アプローチ ────────────────── 森　一博，市橋　光
❸ 胸骨上窩アプローチ ───────────────── 森　一博，市橋　光
❹ 剣状突起下アプローチ ─────────────── 森　一博，市橋　光

1 胸骨傍アプローチ

左室長軸断面

正常像にみるエコー所見（図1）

- 左室心尖部と心基部を結ぶ軸に沿った断面である．
- 左房→僧帽弁（前尖，後尖）→左室→大動脈弁（右冠尖，無冠尖）→上行大動脈が同時に観察できる．
- 大動脈後壁は僧帽弁前尖に連続している（＝線維性連続）．
- 心室中隔の前面には右室が観察される．左室径＞右室径である．この断面で肺動脈はみえない．

図1 左室長軸断面像

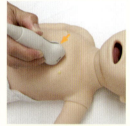
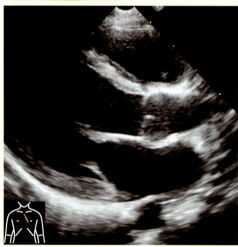
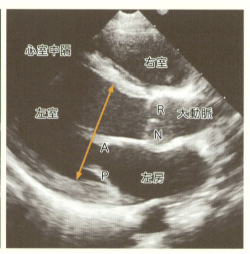

R＝大動脈右冠尖，N＝大動脈無冠尖，A＝僧帽弁前尖，P＝僧帽弁後尖．左房→僧帽弁→左室→大動脈が同時に観察できる断面である．心室中隔の前には，右室を認める．両矢印は左室内径を示す．

スクリーニングのポイント（成人との共通点や違いについて）

- 大動脈弁や僧帽弁の形態，ドプラ法による弁狭窄や逆流を観察する．
- 「左室から起始する大血管が大動脈かどうか？」（心室大血管関係）は，他断面もあわせて検討する．
- 左室内径短縮率（% fractional shortening ＝ % FS）
    % FS ＝ ［（左室拡張末期径 － 左室収縮末期径）／左室拡張期径］× 100
    最も簡便な左室収縮能指標である．
    正常値：39.0 ± 4.5 %，30 % 以下は左室収縮低下．
- % FS や左室径は左室短軸断面からも測定できるが，左室長軸断面Bモードからの計測が一般的（僧帽弁弁尖部で測定）．左室拡張末期径正常値は後述する「左室短軸断面」の図（p.181）を参照．
- 左室後壁厚は，拡張末期（心電図QRS波の時相）で測定する．左室壁はこの時相で一番菲薄となる（図2）．

図2 左室後壁厚の正常値

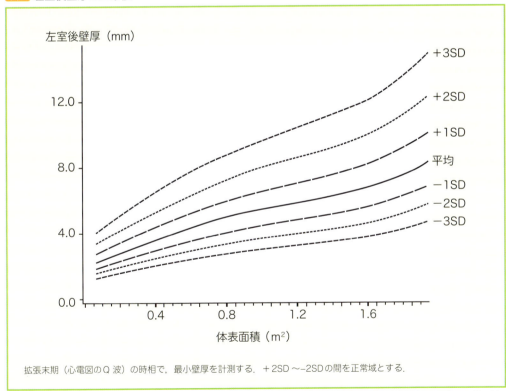

拡張末期（心電図のQ波）の時相で，最小壁厚を計測する．＋2SD～－2SDの間を正常域とする．

出典：「Pettersen MD, et al. Regression equations for calculation of z scores of cardiac structures in a large cohort of healthy infants, children, adolescents: An Echocardiographic study. J Am Soc Echocardiogr 2008; 21: 922-934」

❶ 胸骨傍アプローチ

プローブ操作のポイント

- マーカーは右肩に向け，画面の右側が患者頭側になるように表示する（腹部とは逆）．
- プローブは右肩 - 心尖方向に置き，左に傾けると右室流出路の断面，右に傾けると右室流入路が観察できる．

代表的疾患

● 急性心筋炎

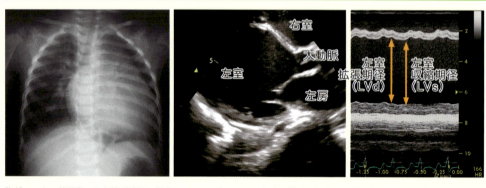

胸部エックス線画像では心臓が球状に拡大している．心エコーで左室は著明に拡大．左室Mモードでは左室内径短縮率は3.5％と極度に低下している．

- 左室は球状となり収縮が低下する．
- 心室壁は，浮腫で肥厚する場合と，急速な内腔拡大のため菲薄化する場合がある．
- 僧帽弁逆流を認める例では，左房拡大を認める．

● 心室中隔欠損

- この断面で大動脈弁下に欠損孔を認める場合，膜様部から前方（漏斗部方向）へ伸展した欠損孔である（図3）．

図3 膜様部欠損

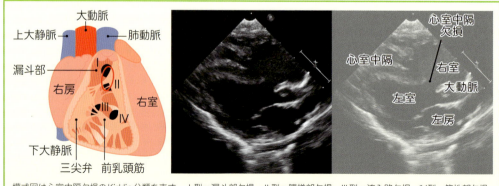

模式図は心室中隔欠損のKirklin分類を表す．Ⅰ型＝漏斗部欠損，Ⅱ型＝膜様部欠損，Ⅲ型＝流入路欠損，Ⅳ型＝筋性部欠損．膜様部欠損は，通常左室長軸断面で欠損孔は観察されない．本例は，膜様部（Ⅱ）から漏斗部（前方）へ伸展した欠損孔である（模式図の赤丸）．

- この部位の心室中隔欠損では，収縮期に欠損孔内に大動脈弁尖（右冠尖）が逸脱することがある．欠損孔の上縁は右冠尖に覆われ，見かけの欠損孔は小さくみえることに注意．また，拡張期には大動脈弁逆流を生じる（図4）．

図4 漏斗部欠損と右冠尖逸脱

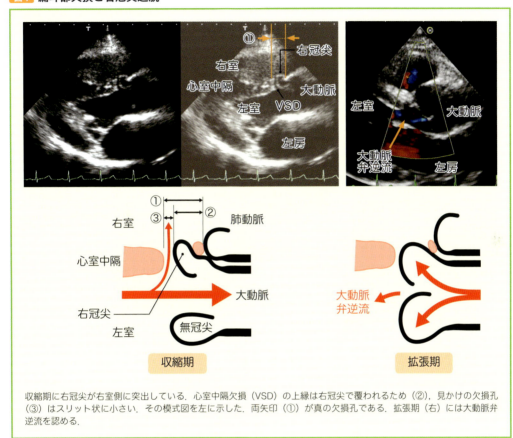

収縮期に右冠尖が右室側に突出している．心室中隔欠損（VSD）の上縁は右冠尖で覆われるため（②），見かけの欠損孔（③）はスリット状に小さい．その模式図を左に示した．両矢印（①）が真の欠損孔である．拡張期（右）には大動脈弁逆流を認める．

● 完全大血管転換

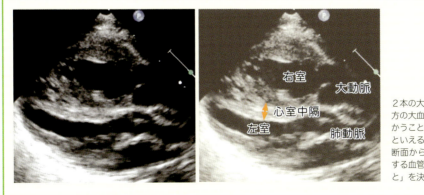

2本の大血管が並走し，後方の大血管が先に背側に向かうことから肺動脈であるといえる．最終的には，多断面から，「右室から起始する血管が大動脈であること」を決定する．

- 大動脈（前方）と肺動脈（後方）が前後の関係にあり，この断面に同時描出される．肺動脈が先に後方へ向かうため両血管は交差せず，並走する．

● ファロー四徴症

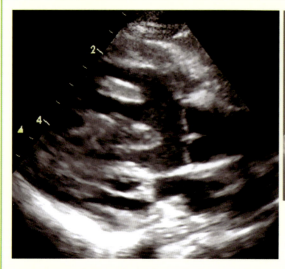
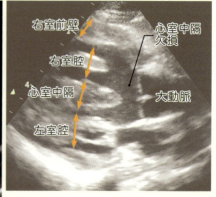

太い大動脈が心室中隔に騎乗する像を観察できる．右室前壁の肥厚も認める．

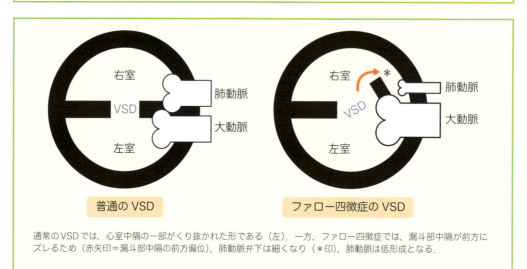

通常のVSDでは，心室中隔の一部がくり抜かれた形である（左）．一方，ファロー四徴症では，漏斗部中隔が前方にズレるため（赤矢印＝漏斗部中隔の前方偏位），肺動脈弁下は細くなり（＊印），肺動脈は低形成となる．

- 大動脈が心室中隔に騎乗する．
- プローブを左に向けると，漏斗部中隔が肺動脈弁下に突出する像を観察できる（＝漏斗部中隔の前方偏位）．これが漏斗部狭窄となる．

ひと口メモ

左室長軸断面とVSD

- 左室長軸断面でVSDが観察できる場合，欠損孔は膜様部単独ではなく，膜様部から漏斗部（前方）に伸びているか，漏斗部近位部の欠損孔である．膜様部単独のVSDに比べて自然閉鎖しにくいことに注意する．大動脈弁尖逸脱にも注意する．
- VSDの広がりはいくつかの断面をあわせて推定する．

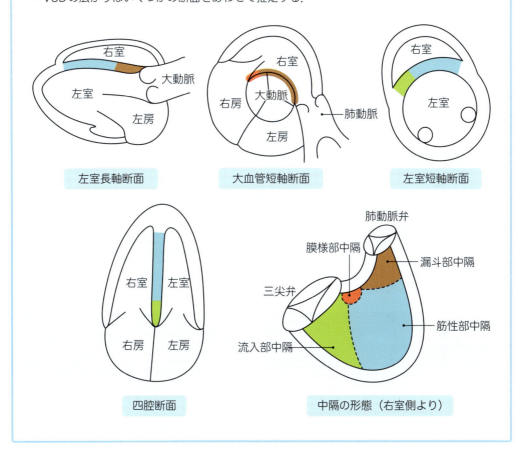

参考文献

- Pettersen MD, et al. Regression equations for calculation of z scores of cardiac structures in a large cohort of healthy infants, children, adolescents: An Echocardiographic study. J Am Soc Echocardiogr 2008; 21: 922-934.

❶ 胸骨傍アプローチ

大血管短軸断面

正常像にみるエコー所見

- 右室流出路は，大動脈の前方を右から左へ向かう腔として観察される．肺動脈弁は大動脈弁の左前方，やや頭側に位置する（図1）．
- プローブを頭側に傾けると，肺動脈は大動脈と交差して後方に伸び，左右肺動脈に分岐する（図2）．

図1 大血管短軸断面

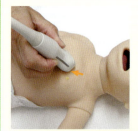
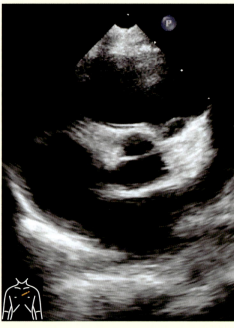
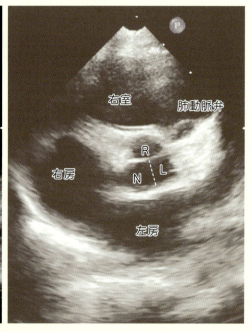

中央部の円形構造が大動脈である．肺動脈弁は大動脈弁の左前にある．R＝右冠尖，L＝左冠尖，N＝無冠尖．

図2 大血管短軸断面

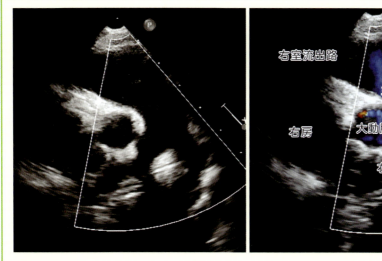

図1 の断面からプローブを頭側に向けると，主肺動脈が左右に分枝する像を観察できる．

スクリーニングのポイント（成人との共通点や違いについて）

- この断面の中央の円形構造物が大動脈であり，拡張期にはYの字状に分かれた大動脈の3弁を観察できる．
- 頭側の大血管短軸断面では，左前から右後へと肺動脈，大動脈，上大静脈（見えにくい場合あり）が並ぶ．径もこの順番に小さくなる．これを3 vessels viewと呼ぶ．この3血管の位置関係や大きさをチェックする（胎児エコーでも重要）．
- 冠動脈もこの断面から描出を始める．

プローブ操作のポイント

- 左室長軸断面からプローブを90度時計回転すると，左室短軸断面が描出される．そのまま第2肋間胸骨左縁にプローブを移動し，左尾側から右頭側を覗き込むようにして大血管短軸断面を設定する．
- そこから頭側へプローブを傾けると，上述のように肺動脈の左右への分岐を描出できる．

❶ 胸骨傍アプローチ

代表的疾患

● 肺動脈弁狭窄

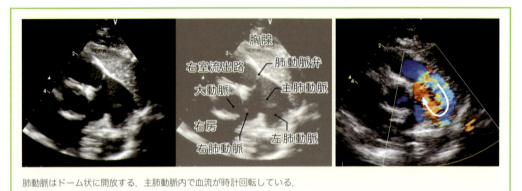

肺動脈はドーム状に開放する．主肺動脈内で血流が時計回転している．

- 肺動脈弁の先端が融合し，収縮期にドーム状になる．
- 肺動脈は拡大し，カラードプラでは加速した血流が収縮期に肺動脈内を回旋する．

● 動脈管開存

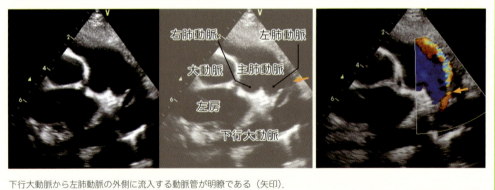

下行大動脈から左肺動脈の外側に流入する動脈管が明瞭である（矢印）．

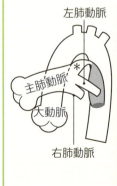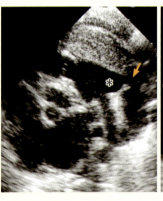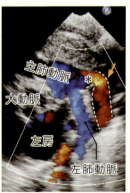

動脈管瘤
動脈管は管状（または瘤状）に下行大動脈と並走し，肺動脈へは頭側から角度をもって流れこむ．肺動脈の動脈管結合部は紡錘状に拡大している（＊印）．矢印の部位で動脈管は閉鎖した．この断面は，大血管短軸断面から若干反時計回転した長軸像に近い．

170

- カラードプラ法で左肺動脈の外側遠位部から，連続性の左→右短絡血流が吹き込む像を観察できる．
- 注意事項として，①短絡血流は，肺高血圧が強ければ収縮期は右→左，拡張期は左→右，の両方向性となる，②閉鎖寸前の動脈管では，収縮期には肺動脈内の順方向血流にかき消され短絡血流は観察されず，拡張期のみの左→右短絡を認める，③動脈管の形態は多彩で，動脈管が管（瘤）状に下行大動脈と並走し，肺動脈の頭側から垂直に近い角度で流れ込む例もあり，このような走行の動脈管は正常新生児の数％で観察される，ことが挙げられる．

● 完全大血管転換

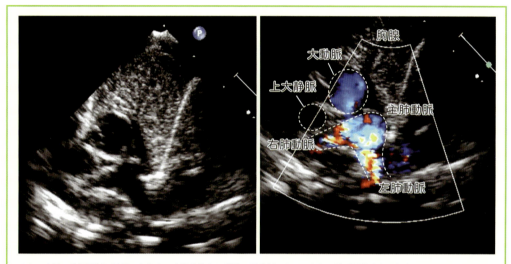

3本の血管の位置関係に注目．左後方の血管は左右に分岐し肺動脈である．なお，肺動脈内血流は軽度の乱流になっている．

- 大動脈が右前，肺動脈が左後に位置する．後方起始の肺動脈は大動脈とは交差することなく後方に向かい，左右に分岐する．

● ファロー四徴症

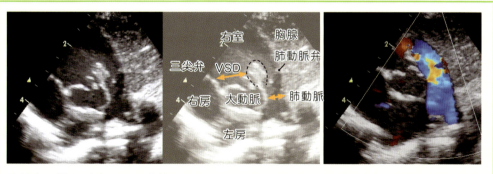

漏斗部中隔（中央：破線で囲まれた筋肉）が前方に偏位し，肺動脈弁下狭窄を生じる．このため，肺動脈内の血流は加速している（右）．この断面で22q11.2欠失症候群除外のため，胸腺を観察することも重要である．

❶ 胸骨傍アプローチ

- 漏斗部中隔が前方に偏位し，右室自由壁との間に「肺動脈弁下狭窄」を生じる．
- 「前方へ偏位した漏斗部中隔」と「残りの心室中隔」の間にずれを生じ，大きな心室中隔欠損を認める．
- 大動脈径＞肺動脈径であり，肺血流減少を示唆する．

● 末梢肺動脈狭窄

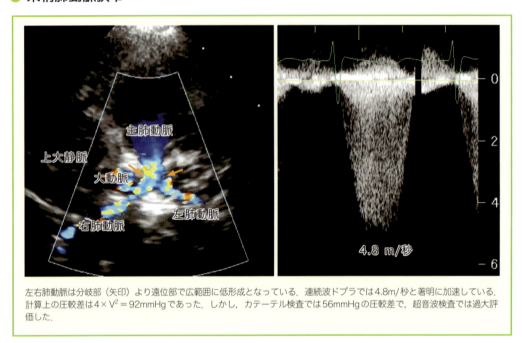

左右肺動脈は分岐部（矢印）より遠位部で広範囲に低形成となっている．連続波ドプラでは4.8m/秒と著明に加速している．計算上の圧較差は $4 \times V^2 = 92mmHg$ であった．しかし，カテーテル検査では56mmHgの圧較差で，超音波検査では過大評価した．

- 新生児での一過性雑音の原因のひとつとなる．日齢7前後から出現し，生後2～3か月で消退する．ドプラ法による流速は2m/秒程度で，程度は軽い．
- 器質的病変としては，先天性風疹症候群やWilliams症候群，Noonan症候群などに伴う．

> **ひと口メモ**
>
> **末梢肺動脈狭窄の圧較差推定**
>
> - 連続波ドプラ法から肺動脈内の最高流速（m/秒）を測定し，簡易ベルヌーイ式（圧較差＝$4 \times$最高流速^2）を用いると，同部位の圧較差を推定できる．ただし，管状または紡錘状狭窄の場合，この方法では過剰評価となる．三尖弁逆流や心室短軸断面から「総合的」に右室圧を推定することが大事．

① 胸骨傍アプローチ

左右冠動脈

正常像でみるエコー所見
- 大血管短軸断面で，左右の冠動脈起始部を描出し，以下の方法で遠位部まで追跡していく．
- 冠動脈の拡大の有無はZスコアで表記するのがよい（後述，p.176）．

スクリーニングのポイント（成人との共通点や違いについて）（図1，図2）
- 冠動脈の走行を理解して超音波検査を施行しよう．
- 左冠動脈の観察は左側臥位がよい．右冠動脈を描出しづらいときは右側臥位がよい．
- プローブは高周波（>5MHz）を用いる．血栓の観察にはゲインを上げる必要があるが，内径の観察にはゲインを下げる．

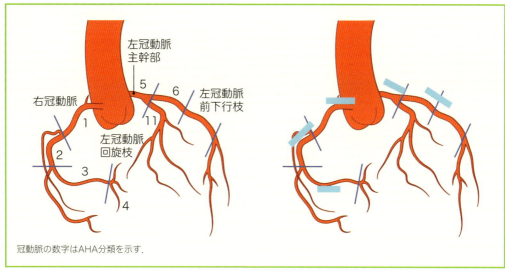

図1 冠動脈の走行（左）とプローブの位置（右）

冠動脈の数字はAHA分類を示す．

❶ 胸骨傍アプローチ

図2 冠動脈の走行

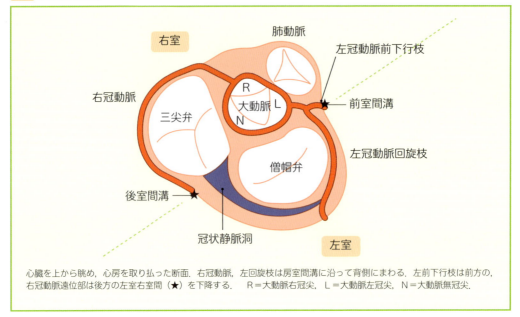

心臓を上から眺め，心房を取り払った断面．右冠動脈，左回旋枝は房室間溝に沿って背側にまわる．左前下行枝は前方の，右冠動脈遠位部は後方の左室右室間（★）を下降する．　R＝大動脈右冠尖，L＝大動脈左冠尖，N＝大動脈無冠尖．

プローブ操作のポイント（図3）

- 右冠動脈起始部（seg 1）は第3肋間で「大血管短軸断面の大動脈11時の位置」に観察される．中間部（seg 2）はプローブをやや反時計回転し追跡する．さらに遠位部（seg 3）は四腔断面からプローブを立てて，右房右室間溝を走行する像を観察する（図4）．
- 左冠動脈起始部（seg 5）は「大血管短軸断面の大動脈4時」に位置する．前下行枝（seg 6）はプローブをやや高い位置に置き，時計回転して観察する．回旋枝（seg 11）はseg 5から分岐後，左後方へ向かい左房室間溝に入る．

左右冠動脈

図3 冠動脈近位部の描出

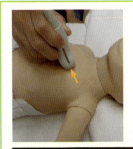
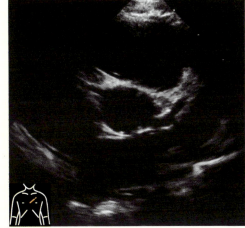
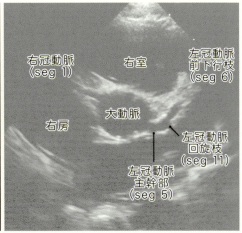

左右冠動脈の起始部が描出されている．

図4 右冠動脈遠位部

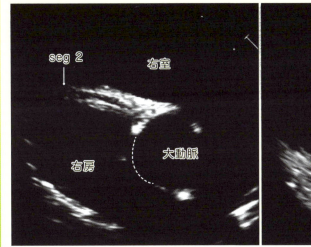
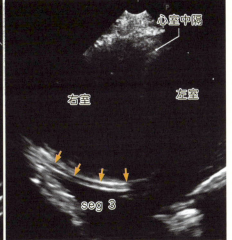

右冠動脈近位部から遠位部まで描出されている．

❶ 胸骨傍アプローチ

代表的疾患

● 川崎病

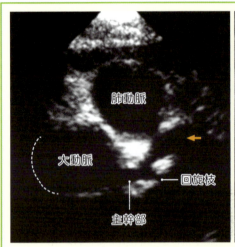
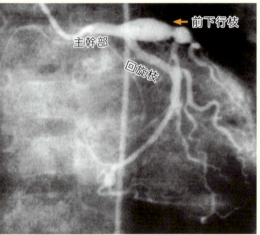

回旋枝を分岐後の前下行枝に紡錘状の冠動脈瘤を認める（矢印）.

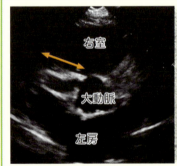
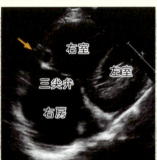
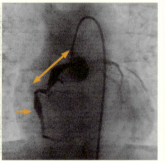

seg1〜2およびseg3に冠動脈瘤を認める.

- 急性期の冠動脈瘤の定義
    小冠動脈瘤は内径4mm以下の局所的拡大（5歳以上では周辺冠動脈径の1.5倍以上）
    中等瘤は4〜8mm（5歳以上では周辺冠動脈径の1.5〜4倍）
    巨大瘤は8mm以上（5歳以上では周辺冠動脈径の5倍以上）
- 最近ではZスコアを用いて冠動脈径を表記する場合が多い．
    冠動脈拡大　Z＝2.0〜2.5
    小冠動脈瘤　Z＝2.5〜5
    中冠動脈瘤　Z＝5〜10 かつ実測値8mm未満
    巨大冠動脈瘤　Z＞10 または実測値8mm以上

- 経時的変化：第5病日頃から輝度上昇，第8病日前後で冠動脈拡大が始まる．第11～20病日頃，冠動脈瘤が出現する．その後，第21～30病日にさらに拡大する例や退縮していく例などさまざまである．
- Zスコアを用いた検討では，第5病日以前から軽度の冠動脈拡大は始まると指摘されている．
- 冠動脈瘤は，近位部，特に分岐部に好発する．右冠動脈は，より末梢側にも生じるため，遠位部まで観察する．
- 抗菌薬無効の不明熱の乳児では心エコー検査を施行し，冠動脈Z＞2.5では不全型川崎病を除外する．その他の川崎病の急性期心臓所見としては，左室収縮低下，心囊液貯留，僧帽弁逆流が重要．

● 冠動脈瘻

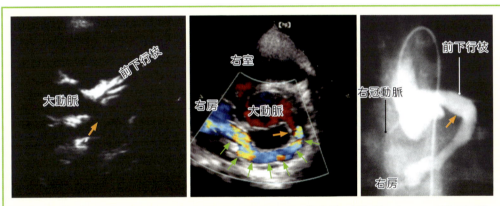

著明に拡大した左冠動脈回旋枝（黄矢印）が，左房と左室の間をまわり（緑矢印），右房へ流入する．この図から左回旋枝の走行を理解してほしい．

- 左右いずれかの冠動脈が，右房，右室，左房，左室または肺動脈のいずれかに瘻を形成し，短絡血流を生じる．
- 「拡張した冠動脈」が診断の糸口である．カラードプラでは瘻の開口部に一致して連続性または拡張期の異常短絡血流を認める．

❶ 胸骨傍アプローチ

> **ひと口メモ**
>
> **冠動脈の走行を理解しよう**
>
> - 大血管後面と上大静脈前面の間には心膜腔が存在し，横洞と呼ばれる（青矢印）．この構造を「拡大した冠動脈」と誤認することがあり注意が必要．
> - 冠動脈は4つの溝を通ることを理解しておこう（図2）．①右冠動脈は右房 - 右室間の溝に沿って走行，②左回旋枝は，左房 - 左室間の溝に沿って走行，③左前下行枝は右室 - 左室の間の溝（前室間溝）を下降，④後側の右室 - 左室の間（後室間溝）は，右冠動脈または回旋枝が下降．

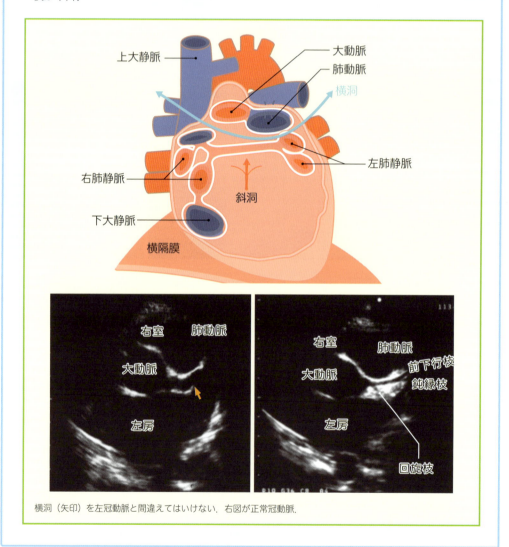

横洞（矢印）を左冠動脈と間違えてはいけない．右図が正常冠動脈．

参考文献
- 鎌田政博．心エコー検査：川崎病における歴史と冠動脈病変の描出方法．川崎病の基本．川崎富作，総監修．協和企画；2015. 40-51.
- 小川俊一，他．川崎病心臓血管後遺症の診断と治療に関するガイドライン（2013年度改訂版）．http://www.j-circ.or.jp/guideline/pdf/JCS2013_ogawas_d.pdf

① 胸骨傍アプローチ

左室短軸断面

正常像でみるエコー所見 図1

- 右前方に右室を，左後方に左室を認める．右室内には肉柱を認め，中隔右室側面は凸凹している．一方，中隔左室側は平滑である．
- 正常心では収縮期に右室圧＜左室圧であり，左室は球形で，心室中隔は右室側に凸である．
- 左室の4時（前乳頭筋）と8時（後乳頭筋）には乳頭筋を認め，両者をつなぐように僧帽弁の前尖と後尖を認める．

図1 左室短軸断面

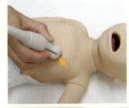
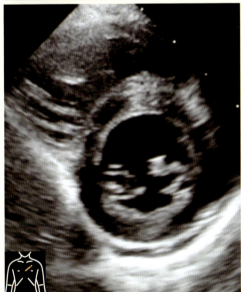
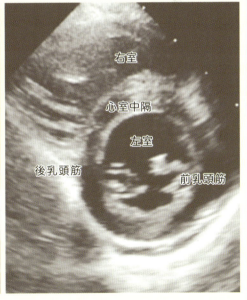

右前方に右室，左後方に左室を認める．左室は球形で，心室中隔は右室側に凸である．

❶ 胸骨傍アプローチ

スクリーニングのポイント（成人との共通点や違いについて）図2, 図3

- 左室形態異常（肥厚，拡大，歪み），壁運動異常，僧帽弁異常，心腔内異常構造物などをチェックする．
- 乳頭筋レベルで，左室拡張末期径（最大径＝心電図のQRS波に一致），左室内径短縮率や左室壁厚を計測する（M-modeを用いる）．
- 右室拡大の有無もこの断面で評価できる．

図2 左室短軸断面からの計測

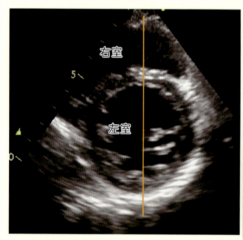

左室内径短縮率

$$= \frac{拡張末期径 - 収縮末期径}{拡張末期径} \times 100$$

正常値　39±5％

右室拡張末期径／左室拡張末期径

正常値　0.42以下（4歳以上）

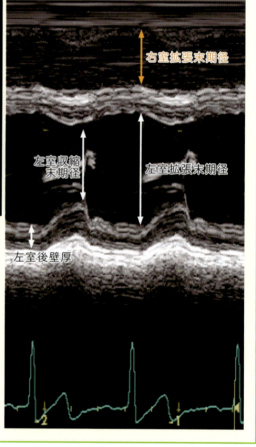

M-modeを用いて左室径（拡張末期），左室後壁厚（拡張末期），左室内径短縮率，右室径（拡張末期径）を計測する．右室拡張の有無も評価できる．

図3 左室拡張末期径（最大径）と体表面積

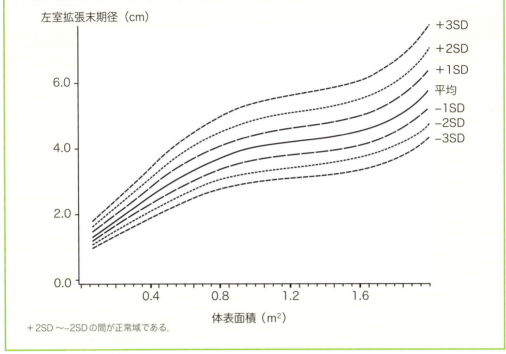

＋2SD～－2SDの間が正常域である．

出典：「Pettersen MD, et al. Regression equations for calculation of z scores of cardiac structures in a large cohort of healthy infants, children, adolescents : An Echocardiographic study. J Am Soc Echocardiogr 2008; 21: 922-934」

プローブ操作のポイント

- プローブのマーカーを左肩方向に向け，左室を輪切りにするようにプローブを設定する．心基部から心尖部への任意のレベルでの左室の輪切り像を描出できる．

❶ 胸骨傍アプローチ

代表的疾患

この断面から，右室と左室の心室負荷状態を推定できる（図4）．

図4 **左室短軸断面からみた心室負荷**

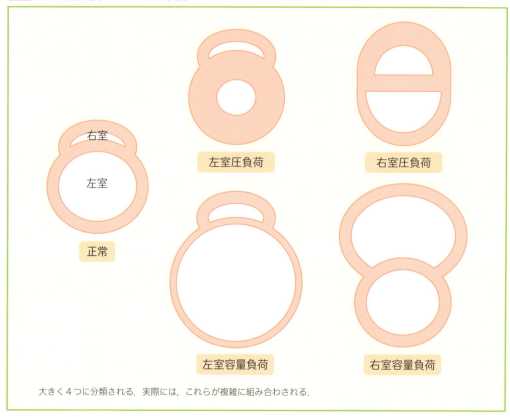

大きく4つに分類される．実際には，これらが複雑に組み合わされる．

● 左室圧負荷

図5 **大動脈縮窄症**

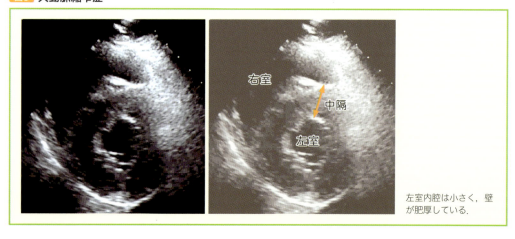

左室内腔は小さく，壁が肥厚している．

図6 肥大型心筋症

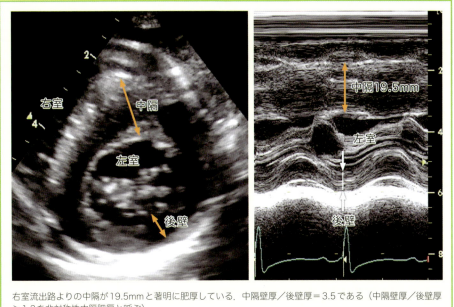

右室流出路よりの中隔が19.5mmと著明に肥厚している．中隔壁厚／後壁厚＝3.5である（中隔壁厚／後壁厚＞1.3を非対称性中隔肥厚と呼ぶ）．

- 左室壁は肥厚し，内腔は狭小化する．心室は過剰収縮する（図5，図6：大動脈縮窄，大動脈狭窄，肥大型心筋症など）．
- 注意すべき点として，①狭窄病変がない場合の左室心筋肥大では，肥大型心筋症や二次性心筋症（ミトコンドリア病，Pompe病，Fabry病など）を鑑別する．②肥大型心筋症では前部中隔，側壁，心尖部など種々の部位に肥厚を認める一方で，二次性心筋症では左室は均一な肥大の場合が多いことが挙げられる．

● **左室容量負荷**

図7 急性心筋炎

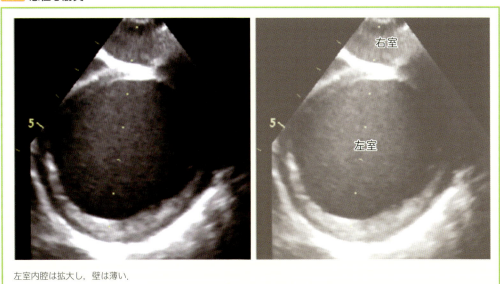

左室内腔は拡大し，壁は薄い．

❶ 胸骨傍アプローチ

図8 左冠動脈肺動脈起始症（ALCAPA）

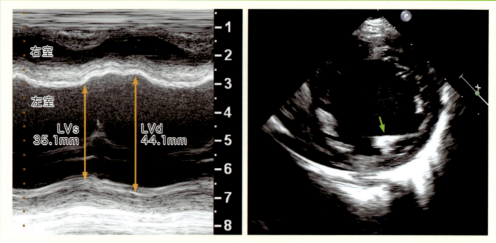

左室（正常値は24mm程度）は著明に拡大し，左室内径短縮率は21％と低下している．右図では左室前乳頭筋の輝度上昇があり，心筋虚血を示唆する（矢印）．

- 左室壁は薄く，内腔が拡大する．
- 拡張型心筋症や心筋炎（図7）では左室の収縮は低下する．逆に大動脈弁逆流や僧帽弁逆流では左室は過剰収縮する．
- 注意すべき点として，①劇症型心筋症では，浮腫により心筋は肥厚し，左室内腔は逆に縮小し，左室内径短縮率は軽度の低下にとどまる場合があること，②左室緻密化障害では，拡張型心筋症様で心尖部に発達した肉柱を有すること，③左冠動脈肺動脈起始症（ALCAPA＝anomalous origin of the left coronary artery form the PA）（図8）においては，乳児型では，左室内腔拡大，左室収縮低下，僧帽弁逆流を認める．左室短軸断面では心筋虚血を反映して前乳頭筋の輝度亢進が特徴的であり，拡張型心筋症様にみえる症例では必ず冠動脈の走行をチェックすべきであることが挙げられる．

● 右室圧負荷

図9 特発性肺動脈性肺高血圧

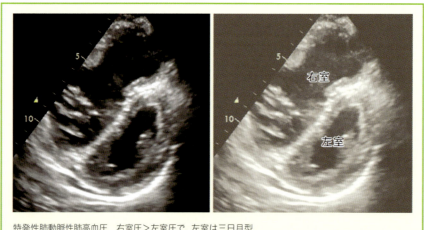

特発性肺動脈性肺高血圧．右室圧＞左室圧で，左室は三日月型．

- 右室圧が上昇すると，心室中隔は直線化し，左室は半月形となる（ファロー四徴症や肺動脈弁狭窄）．
- 右室圧＞左室圧となると，中隔は左室側に凸となり，左室は三日月形となる（特発性肺動脈性肺高血圧）（図9）．

右室容量負荷

図10 心房中隔欠損

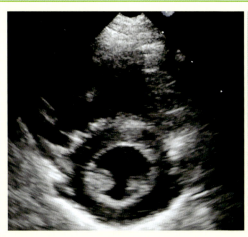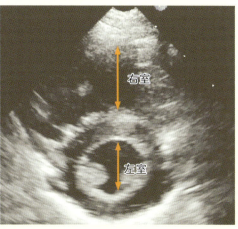

右室径＞左室径である．

- 右室が左室を覆うように大きく描出される．
- 心房中隔欠損（図10），三尖弁逆流，肺動脈弁逆流など．

ひとロメモ

脱水と左室径

- 左室拡張末期径は左室前負荷を反映する．急性脱水の際，左室拡張末期径は下大静脈径とともに，投与水分量を決定する際の指標となる（図3）．

参考文献

・Pettersen MD, et al. Regression equations for calculation of z scores of cardiac structures in a large cohort of healthy infants, children, adolescents : An Echocardiographic study. J Am Soc Echocardiogr 2008; 21: 922-934.

❷ 心尖部アプローチ

心尖部四腔断面

正常像にみるエコー所見

- 一番基本となる断面．
- 4つの部屋がバランスよく存在することが大事．
- 右室は以下の特徴を有する（図1）．複雑心奇形では，これらの所見から左室と右室を区別する．

図1 心尖部四腔断面

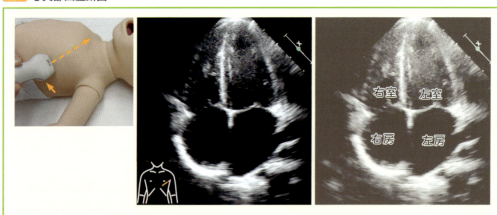

心房中隔中央部（一次中隔）は薄いため，しばしば明瞭にみえない．これを心房中隔欠損と誤認してはいけない．房室中隔により三尖弁の中隔への付着は僧帽弁よりも心尖部寄りとなる．

①三尖弁は，僧帽弁よりも心尖部寄りの中隔に付着する（offset）．この部位は房室中隔と呼ばれ，右房と左室を隔てている．
②腱索が心尖部や中隔に挿入される（左室は自由壁の乳頭筋に）．
③右室内に横走する筋束（調節束＝moderator band）が存在する．
④中隔面や心室内に粗い肉柱を認める．

スクリーニングのポイント（成人との共通点や違いについて）

- 房室弁の逆流や狭窄を観察する．
- 心房中隔や心室中隔に欠損孔がないかをチェックする．

プローブ操作のポイント

- 心尖部にプローブを置き，4つの部屋を同時に描出する．心房中隔と心室中隔を画面の正中に一直線として位置するようプローブを設定する．

図2 心室-大血管関係

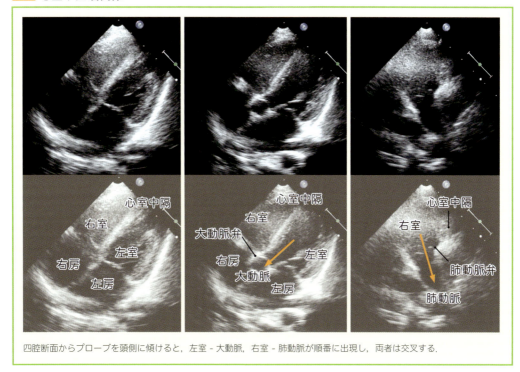

四腔断面からプローブを頭側に傾けると，左室 - 大動脈，右室 - 肺動脈が順番に出現し，両者は交叉する．

- プローブを頭側に向けると左室流出路 - 大動脈が現れ，さらに頭側に向けると，大動脈と交差するように右室流出路 - 肺動脈が現れる（心室大血管関係）（図2）．

代表的疾患

急性心膜炎

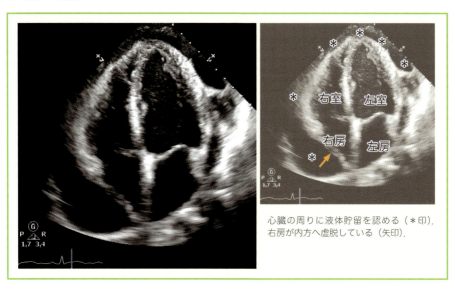

心臓の周りに液体貯留を認める（＊印）．
右房が内方へ虚脱している（矢印）．

❷ 心尖部アプローチ

- 心臓の周りに液体貯留を認める．
- 心タンポナーデをきたすと，右房および右室が心嚢液で圧迫されて内方へ虚脱する．

● **急性心筋炎**

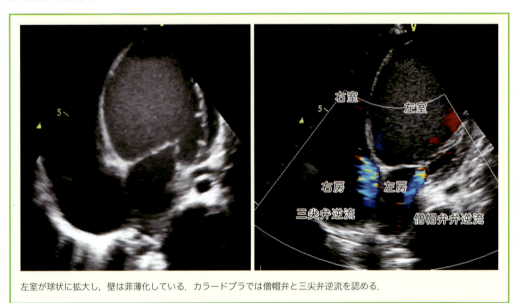

左室が球状に拡大し，壁は菲薄化している．カラードプラでは僧帽弁と三尖弁逆流を認める．

- 左室が球状に拡大し，収縮は低下する．
- 僧帽弁逆流を認め，左房が拡大する．三尖弁逆流を認める例もある．

● **二次孔型心房中隔欠損**

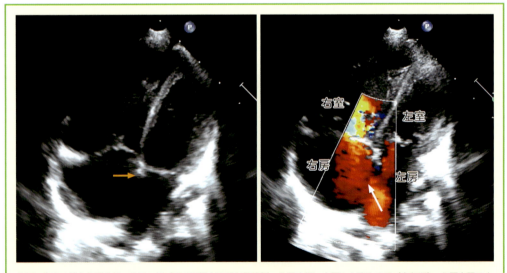

右房，右室の拡大を認める．カラードプラで短絡血流が右肺静脈→心房中隔→右房へと流入する（白矢印）．心房中隔の大部分を占める大きな欠損孔であるが，心房中隔下端（atrioventricular rim：黄矢印）が残存しており，一次孔欠損でなく，二次孔欠損である．

心尖部四腔断面

- 右房，右室の拡大を認める．
- ドプラ法で短絡血流が肺静脈→心房中隔→右房へと流入する
- 注意すべき点は，正常心臓でも心房中隔の中央部（一次中隔）は菲薄であり，ドロップアウトして欠損孔様にみえる場合があることである．カラードプラでは「滲み出し現象」のために欠損孔が大きくみえることも知っておいてほしい．

● **完全型房室中隔欠損（Rastelli A）**

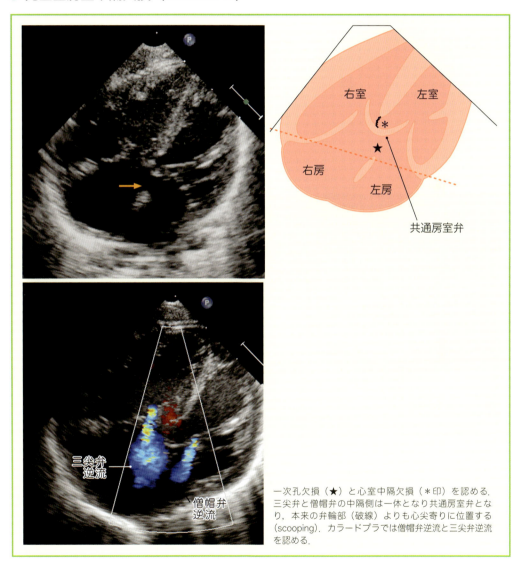

一次孔欠損（★）と心室中隔欠損（＊印）を認める．三尖弁と僧帽弁の中隔側は一体となり共通房室弁となり，本来の弁輪部（破線）よりも心尖寄りに位置する（scooping）．カラードプラでは僧帽弁逆流と三尖弁逆流を認める．

- 房室中隔が存在せず，僧帽弁と三尖弁の中隔側は同じ高さで，心尖部寄りとなる（scooping）．
- 僧帽弁前尖には亀裂（cleft）を生じて3弁となり，僧帽弁逆流を認める．三尖弁中隔尖にも亀裂を伴うこともある．
- 不完全型（＝一次孔型心房中隔欠損）と完全型に分類され，後者では心室中隔欠損を有する．
- 完全型は共通前尖の中隔挿入の有無によりさらに分類される（Rastelli分類）．

❷ 心尖部アプローチ

● 心室中隔欠損：膜様部欠損（Kirklin分類Ⅱ型）

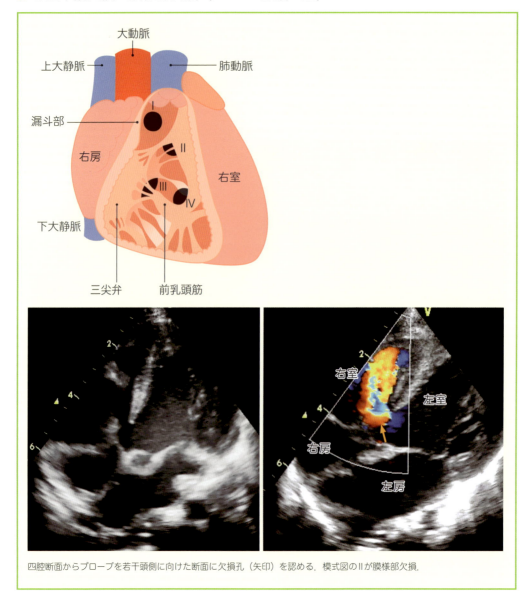

四腔断面からプローブを若干頭側に向けた断面に欠損孔（矢印）を認める．模式図のⅡが膜様部欠損．

- 四腔断面からプローブを若干頭側に向けた断面に欠損孔を認める．
- 注意すべき点は，完全な四腔断面でみえる欠損孔は，流入路欠損（Ⅲ型）であることである．
- 欠損孔が三尖弁組織で覆われると，瘤状に閉鎖する（tricuspid pouch）．

● Ebstein 奇形

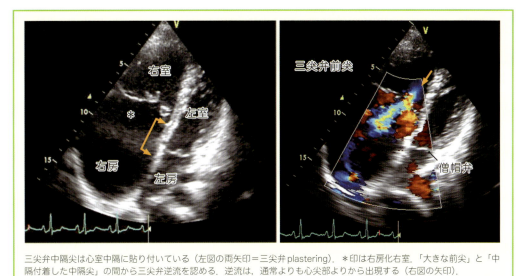

三尖弁中隔尖は心室中隔に貼り付いている（左図の両矢印＝三尖弁 plastering）．＊印は右房化右室．「大きな前尖」と「中隔付着した中隔尖」の間から三尖弁逆流を認める．逆流は，通常よりも心尖部よりから出現する（右図の矢印）．

- 三尖弁中隔尖および後尖が中隔に貼り付いた状態であり（plastering），その部位の右室流入路は右房化する．
- 巨大な前尖とplasteringした中隔尖の間から三尖弁逆流を認め，右房と右室が拡大する．

> **ひと口メモ**
> **新生児期の心房間短絡**
>
> - 日齢2～4の新生児の約70％には心房間交通を認める（多くは卵円孔開存）．
> - 新生児期に四腔断面で5mm以下の短絡血流の場合，1歳までにその90％は自然閉鎖する．剣状突起下から心房中隔をビームと垂直に描出し，一次中隔の存在の有無を観察することが大切である．

③ 胸骨上窩アプローチ

大動脈弓断面

正常像にみるエコー所見

- 前額断面では，無名静脈，上大静脈，大動脈，肺動脈が観察される（図1）．
- 大動脈弓断面では，無名静脈，大動脈弓および3本の分枝血管，右肺動脈が観察される（図2）．

図1 胸骨上窩前額断面

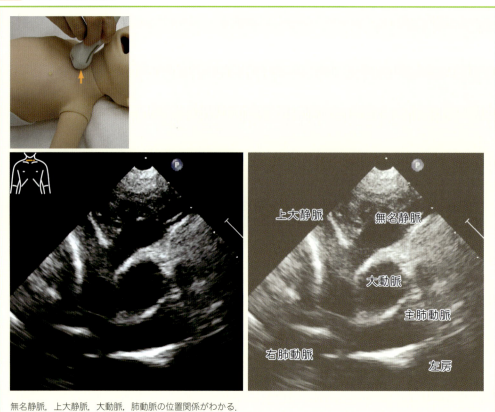

無名静脈，上大静脈，大動脈，肺動脈の位置関係がわかる．

大動脈弓断面

図2 胸骨上窩大動脈弓断面

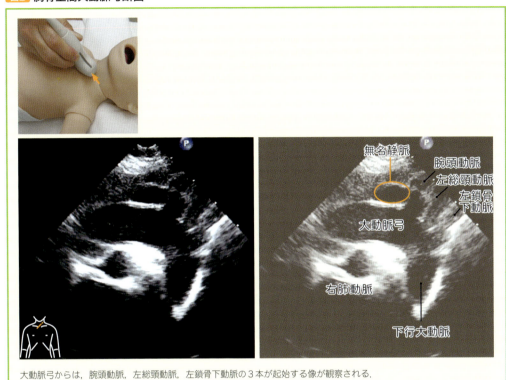

大動脈弓からは，腕頭動脈，左総頸動脈，左鎖骨下動脈の3本が起始する像が観察される．

スクリーニングのポイント（成人との共通点や違いについて）
- 新生児の重症心臓病では大動脈弓の異常を伴うことが多く，この断面が重要である．
- 肩の下にタオルを置き，頭部を後屈して観察するとよいが，年長児では描出困難な場合がある．

プローブ操作のポイント
- 前額断面では鎖骨上窩からプローブのマーカーを左に向けて体の前額面に並行になるよう画面を設定する．
- 前額断面からプローブを45度反時計回転すると，大動脈弓断面となり，大動脈弓（左側大動脈弓）が観察できる．
- 新生児では動脈管も観察できる．

代表的疾患

● 大動脈縮窄

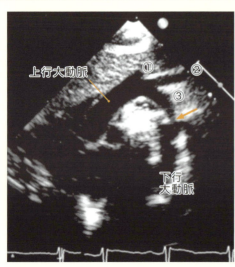
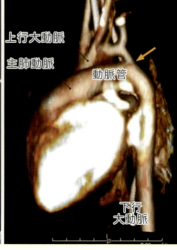

矢印が縮窄部である．右図は造影ＣＴ．本例は大きな動脈管を伴っており、動脈管が閉鎖するとショック状態をきたす病態である．①〜③は頸部に向かう3本の血管．

- 大動脈弓より遠位部で，動脈管接合部に狭窄を生じる．
- 合併心臓病としては心室中隔欠損や大動脈二尖弁が多い．
- 注意すべきこととして，新生児で動脈管を有する場合，①動脈管からの血流のため狭窄部で加速血流を認めにくい点，②大動脈峡部（左鎖骨下動脈より遠位の大動脈）は新生児期には元来細めである点，の2つが挙げられ，大動脈縮窄の診断には慎重を要する．

● 大動脈弓離断

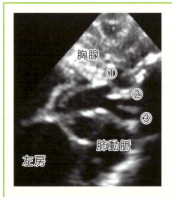
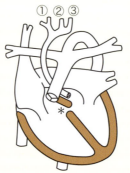
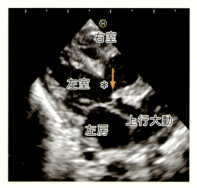

大動脈第3枝（左鎖骨下動脈）分岐部より遠位の大動脈弓を追えない（type A）．①〜③は頸部に向かう3本の血管．右図（左室長軸断面）は大動脈弁下の大きな心室中隔欠損（＊印），大動脈弁下狭窄（矢印）を示す．大動脈弁下狭窄を伴う心室中隔欠損では，大動脈弓の異常に注意を払うべきである．

- 左鎖骨下動脈（大動脈弓3番目の枝）より遠位の大動脈弓を追えないためtype A大動脈弓離断と診断される．
- 第2枝（左腕頭動脈）と第3枝（左鎖骨下動脈）の間の離断はtype Bで，22q11.2欠失症候群に伴うことが多い．
- 大動脈弁下狭窄（漏斗部中隔の後方偏位による）を伴う心室中隔欠損を認めることが多い．

● 総肺静脈還流異常

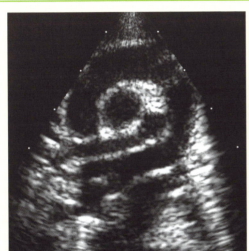
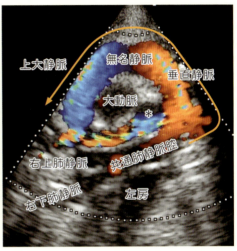
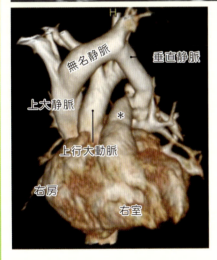

前額断面で，左右肺静脈→共通肺静脈腔→垂直静脈→無名静脈へと血流が流入している．＊印＝肺動脈，左下図は心臓CT．

- I型（上心臓型）は前額断面で診断する．無名静脈に還流する型（Ia）と上大静脈に還流する型（Ib）がある．
- Iaでは4本の肺静脈が共通肺静脈腔を形成し，垂直静脈を介して無名静脈に流入する．無名静脈は拡大する．

● ショックと下行大動脈逆方向血流

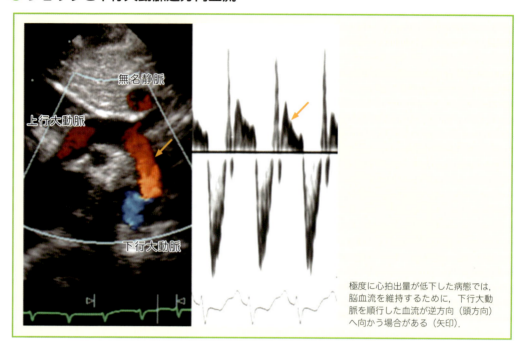

極度に心拍出量が低下した病態では，脳血流を維持するために，下行大動脈を順行した血流が逆方向（頭方向）へ向かう場合がある（矢印）．

- 極めて心拍出量が低下した病態では，一旦下肢方向へ流れた血流が大動脈弓方向へ逆流する場合がある（図中の赤色血流）．
- 新生児横隔膜ヘルニアや，敗血症などで観察され，「高度の低心拍出状態」を示す所見．
- 脳血流を維持するための自己防御的な意義がある．

● 左心低形成症候群

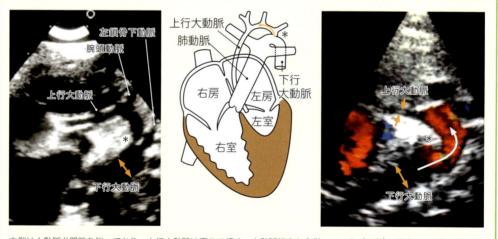

本例は大動脈弁閉鎖を伴っており，上行大動脈は極めて細く，大動脈縮窄も合併している（＊印）．冠血流を維持するために，下行大動脈からの血流が，大動脈弓を逆方向に向かう．

- 上行大動脈は低形成で，大動脈弁閉鎖では直径はしばしば2 mm以下．
- 大動脈弓部も種々の程度に低形成で，80 %以上の症例では大動脈縮窄を合併する．
- 脳血流や冠血流を維持するために，大動脈弓を逆方向に血流が流れる．

ひとロメモ

新生児重症心臓病スクリーニングとパルスオキシメーター

- 「心室中隔欠損」単独では，新生児期に高度の心不全やショックを呈することは稀である．「大動脈2尖弁や大動脈弁下狭窄を伴った，著しく状態の悪い心室中隔欠損」の新生児では大動脈弓を観察すべきである．
- 生後24時間以降もパルスオキシメーターで下肢の酸素飽和度＜94％が続く症例，上下肢の酸素飽和度の差が3％以上続く症例では，重症先天性心疾患除外のための，「大動脈弓も含めた心エコー検査」が不可欠である．

胎児エコーと重症先天性心疾患

- 胎児エコーの進歩により多くの重症先天性心臓病は胎児診断され，専門施設で出産されるようになった．
- しかし，総肺静脈還流異常，大血管転換症，大動脈縮窄の3疾患は胎児診断が困難な場合がある．

4 剣状突起下アプローチ

下行大動脈長軸面と短軸面

正常像にみるエコー所見

- 長軸断面（図1）では，プローブを剣状突起下に置き，脊柱に平行に当てる．右側では下大静脈が右房に流入し，プローブを左側にずらすと下行大動脈を認める．
- 短軸面（図2）では，プローブを90度時計回転して描出する．脊柱の右前方に下大静脈を，脊柱の左側に下行大動脈を認める（＝「心房位は正位」と判定）．

図1 剣状突起下長軸断面

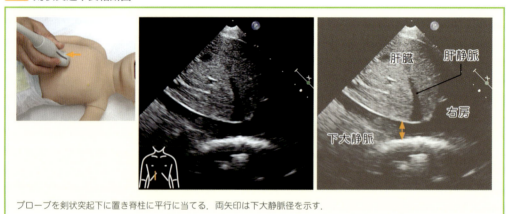

プローブを剣状突起下に置き脊柱に平行に当てる．両矢印は下大静脈径を示す．

図2 剣状突起下横断面

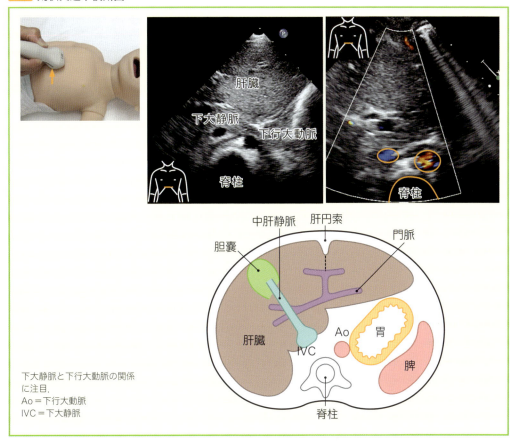

下大静脈と下行大動脈の関係に注目．
Ao＝下行大動脈
IVC＝下大静脈

スクリーニングのポイント（成人との共通点や違いについて）

- 複雑心奇形の診断では，まず，「下大静脈が右側心房に入るか？」を確認する
- 下大静脈の最大前後径（呼気時）は，長軸像で肝静脈合流のすぐ遠位部で測定する（図3）．

図3 正常小児の下大静脈最大径と体表面積

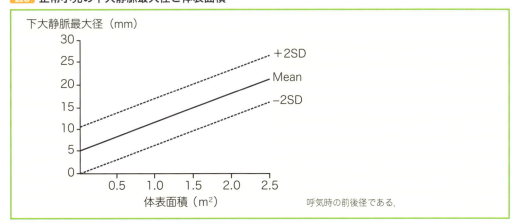

呼気時の前後径である．

出　典：「Kutty S, et al. Systemic venous diameters, collapsibility indices, and right atrial measurements in normal pediatric subjects. J Am Soc Echocardiogr 2014; 27: 155-162」

プローブ操作のポイント

- 心臓の長軸断面では，患者頭側が画面の右側，尾側が画面の左側となる（腹部とは逆！）
- 下大静脈径の計測では，腹部を強く圧迫すると径が小さく算出されるので注意（図3）．

代表的疾患

● 急速な脱水

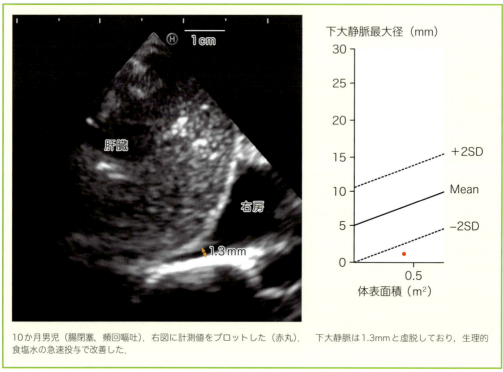

10か月男児（腸閉塞，頻回嘔吐）．右図に計測値をプロットした（赤丸）．下大静脈は1.3mmと虚脱しており，生理的食塩水の急速投与で改善した．

出　典：「Kutty S, et al. Systemic venous diameters, collapsibility indices, and right atrial measurements in normal pediatric subjects. J Am Soc Echocardiogr 2014; 27: 155-162」

- 出血や嘔吐・下痢などに伴う急速な脱水では，下大静脈が虚脱する．
- 血圧，心拍数，心臓超音波検査による左室径や下大静脈径から脱水の程度を推定する．

● 内臓錯位症候群

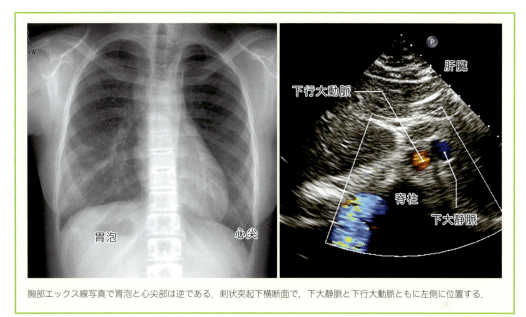

胸部エックス線写真で胃泡と心尖部は逆である．剣状突起下横断面で，下大静脈と下行大動脈ともに左側に位置する．

- 無脾症の場合，90％以上の症例で下行大動脈と下大静脈が脊柱の同側を走行する（aortocaval juxtaposition）．
- 多脾症では下大静脈が欠損することが多い．大動脈の背側に奇静脈（右），半奇静脈（左）を認める．これらの血管は，横隔膜部で心房に入ることなく，横隔膜を貫き頭側まで走行する．
- 胸部エックス線写真で，心尖部と胃泡の位置が異なる場合，本症候群を鑑別すべきである（無脾症の2/3，多脾症の1/2の症例）．

● 全内臓逆位

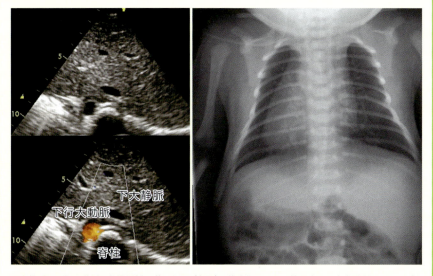

下大静脈と下行大動脈の位置関係は逆である（左図）．胸腹部エックス線写真では全内臓逆位である（右図）．本例は中耳炎や肺炎を繰り返しており，原発性線毛運動不全と診断された．

❹ 剣状突起下アプローチ

- 剣状突起下横断面で大動脈が脊柱の右側，下大静脈が左側である．心尖部は右側で，心内構造もすべて左右逆である．
- 全内臓逆位の1/4は原発性線毛運動不全（primary ciliary dyskinesia：PCD）である．逆にPCD患者が全内臓逆位であるのは1/2にとどまる．
- 新生児期から繰り返す咳嗽，中耳炎，肺炎ではPCDを除外する．

● 総肺静脈還流異常（下心臓型＝Darling Ⅲ型）

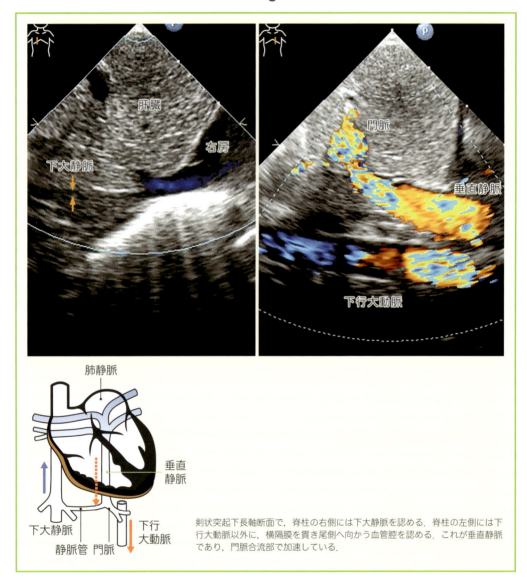

剣状突起下長軸断面で，脊柱の右側には下大静脈を認める．脊柱の左側には下行大動脈以外に，横隔膜を貫き尾側へ向かう血管腔を認める．これが垂直静脈であり，門脈合流部で加速している．

- 下大静脈と下行大動脈の間に，横隔膜を貫き門脈に流入する異常血管を認める（垂直静脈）．
- 垂直静脈内の血流は遅いが，門脈流入部で加速する．
- 静脈管が肺静脈血流の逃げ口として開存している．

● 静脈管開存

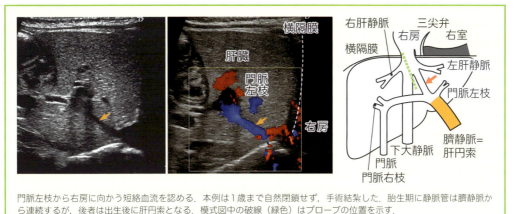

門脈左枝から右房に向かう短絡血流を認める．本例は1歳まで自然閉鎖せず，手術結紮した．胎生期に静脈管は臍静脈から連続するが，後者は出生後に肝円索となる．模式図中の破線（緑色）はプローブの位置を示す．

- 門脈左枝から，左肝静脈-下大静脈合流部を直線的につなぐ血管で，正常では生後2週間で自然閉鎖する．
- 閉鎖遅延する場合，高ガラクトース血症で発見されることが多い．その場合でも生後3か月で自然閉鎖する．
- 1歳まで閉鎖しない大きな短絡の場合，心不全や高アンモニア血症をきたす．

ひと口メモ
下大静脈径は中心静脈圧を反映する

- 下大静脈径は輸液量を考えるうえで，ある程度参考になる．
- 自発呼吸下では，吸気時には下大静脈径は縮小し，呼気時には拡大する．
- 人工呼吸器下では，吸気時には胸腔内圧が陽圧のため下大静脈の径は大きくなり，呼気時に縮小する．
- 横断面で下大静脈は楕円形で，前後径<左右径である．心不全では下大静脈は円形となり，「呼吸による径変化」が消失する．

参考文献
- Kutty S, et al. Systemic venous diameters, collapsibility indices, and right atrial measurements in normal pediatric subjects. J Am Soc Echocardiogr 2014; 27: 155-162.
- 竹内万彦. 原発性線毛運動不全症. 日小耳 2017; 38: 245-252.

4. 頭部超音波検査

　新生児や乳児では，大泉門をエコーウィンドウとして頭部の超音波検査を行うことができる．その解像度はCTやMRIを凌駕し，小さな嚢胞や小出血も描出できる．

　超音波検査は任意で自由にさまざまな断層面を描出できる反面，客観的に評価しづらい欠点を有する．その欠点を克服するために基準断面を設定している．頭部超音波検査では大泉門にプローブを置き，前後方向と左右方向に傾けるだけで基準断面を描出できるため，初学者でも行いやすい．ただし，少しでもプローブの位置が斜めになっていると基準断面とは異なる画像になってしまうため，まずは基準断面を正確に描出することに集中していただきたい．正確な基準断面を描出できれば，おのずと異常に気づくことができる．

❶ 冠状断面 ──────────────────────── 市橋　光
❷ 矢状断面 ──────────────────────── 市橋　光

1 冠状断面

側脳室前角断面（C1）

正常像にみるエコー所見 図1

- 冠状断面とは，前後方向に対して直角の断面である．すなわち，体の正面から見る断面となる．
- プローブを大泉門の中央に垂直に当てる．正面から見る画像，つまり画像の左側に児の右側がくるように，プローブを設定して冠状断面を描出する．プローブを傾けて前後の冠状断面を順番に観察していく．側脳室前角断面は，基準断面の最も前面の断面である．
- 正中部に大脳鎌，その両側に前頭葉が認められる．
- 下方の高輝度は，正中部が前頭蓋窩を形成する前頭骨眼窩部で，側方は中頭蓋窩を形成する側頭骨である．
- 前頭葉の脳実質内に側脳室前角が無エコーの「逆ハの字」型にみえる．未熟児では，この両側脳室間に胎生期の遺残構造物である透明中隔腔が存在する．
- 側脳室の外側は尾状核頭部が接しており，さらにその外側はレンズ核の被殻となっているが，これらを明瞭に区別して描出することはできない．

図1 側脳室前角断面（C1）

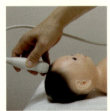
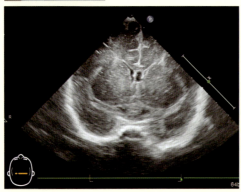
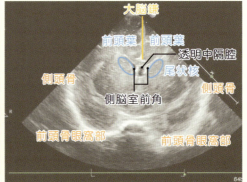

左右の側脳室前角が「逆ハの字」様に下方に狭く内側にやや突出するような曲線状に描出される．未熟児では，その間に透明中隔腔を認める．

スクリーニングのポイント（成人との共通点や違いについて）

- 左右側脳室は，前方は左右側脳室が近接し，後方になると離れていく．そのため，この断面では，左右の前角が比較的近接している．

プローブ操作のポイント

- 斜めに切った断面にならないよう，左右の構築物が均等に認められるように注意して，正しい冠状断面の描出を心がける．
- プローブを傾けるときに位置がずれて大泉門の中央から外れてしまうと，頭蓋骨で超音波が阻まれ，画像が描出しづらくなることがあるので，注意する．

代表的疾患

● 側脳室前角周囲嚢胞

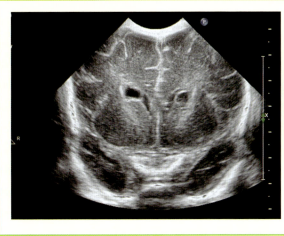
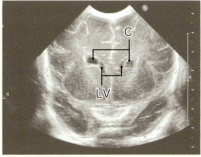

丸く球状の無エコー域（C）として側脳室前角（LV）の外側に認められる．側脳室前角は逆ハの字のように，細く斜め上に広がっていくので，形態的に鑑別可能である．

- 前角周囲の嚢胞で左右対称にできることが多い．
- 胎生期の小出血後の嚢胞と考えられる．
- この嚢胞は精神発達のリスク因子とはならない．
- 最終的には側脳室に吸収され，消失する．

❶ 冠状断面

● **先天性水頭症**

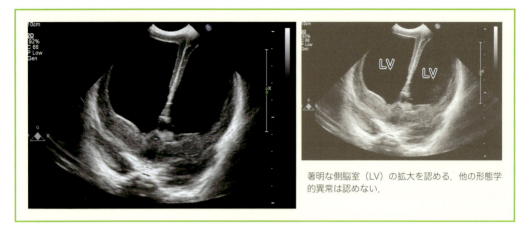

著明な側脳室（LV）の拡大を認める．他の形態学的異常は認めない．

- 胎児エコーで発見されることが多い．
- 脳室拡大をきたす他の疾患との鑑別が重要である．脳室拡大以外の脳構造は正常であることを確認する．

● **脳出血**

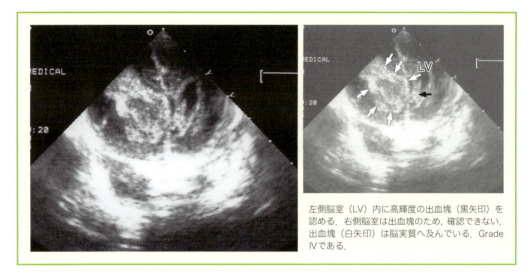

左側脳室（LV）内に高輝度の出血塊（黒矢印）を認める．右側脳室は出血塊のため，確認できない．出血塊（白矢印）は脳実質へ及んでいる．Grade IVである．

- 28週未満の超低出生体重児（出生体重1,000 g未満）に多い．
- 尾状核と視床の間のgerminal matrixには血管が豊富で，かつ支持組織が少ないため，出血が起こりやすい．
- Grade Ⅰ（上衣下出血），Ⅱ（脳室内出血で脳室拡大なし），Ⅲ（脳室内出血で脳室拡大あり），Ⅳ（脳実質内出血を伴う脳室内出血）に分類する．

側脳室前角断面（C1）

> **ひと口メモ**
>
> **基準断面を知ろう！**
>
> - エコー検査は任意の断面を描出できる利点を有するが，その都度異なった断面で観察していては理解が難しくなる．
> - 冠状断面，矢状断面それぞれ4つの基準断面を描出し，観察していくことで見落としなく検査をすることができる．
> - 基準断面で観察することは，検査の客観性を増すことにも寄与する．

4

頭部超音波検査

1 冠状断面

第三脳室断面（C2）

正常像にみるエコー所見 図1

- 側脳室前角断面をさらに後方に振ると，逆ハの字型の両側脳室腔の下に第三脳室腔が直線状に認められ，全体として無エコーのY字型になる．
- 未熟児では，前方からこの断面まで両側脳室間に透明中隔腔を認める．
- 側脳室の上方には脳梁が，外側には尾状核が存在する．第三脳室の外側にはレンズ核が位置している．
- 左右外側には，脳表から入り込んでくるシルビウス溝の強いエコーを認める．シルビウス溝より下方は側頭葉である．

図1 第三脳室断面（C2）

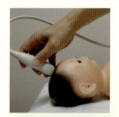
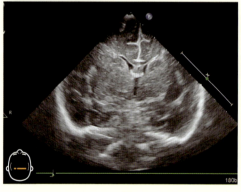
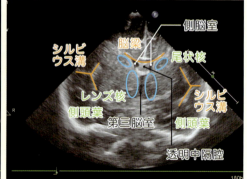

両側側脳室と第三脳室でY字型を呈する．左右のシルビウス溝が均等に描出されているかにも注意する．

スクリーニングのポイント（成人との共通点や違いについて）

- 第三脳室の幅を計測する断面であり，第三脳室の拡大の評価ができる．

プローブ操作のポイント

- 斜めに切った断面にならないよう，左右の構築物が同等に認められるように注意して，正しい冠状断面の描出を心がける．
- プローブを傾けるときに位置がずれて大泉門の中央から外れてしまうと，頭蓋骨で超音波が阻まれ，画像が描出しづらくなることがあるので，注意する．

代表的疾患

● 側脳室前角周囲嚢胞

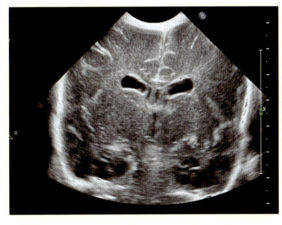
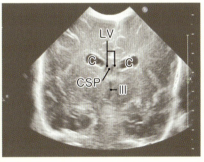

側脳室（LV）外側に嚢胞（C）が認められるが，これを側脳室と誤ってはならない．嚢胞の内側に本来の側脳室が存在することを確認することが重要である．両側側脳室の間には，透明中隔腔（CSP）を認める．

- 通常，側脳室前角嚢胞を観察するのには側脳室前角断面が適しているが，嚢胞が大きい場合はこの断面まで広がってくる．

❶ 冠状断面

● 水頭症

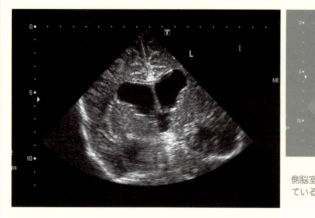
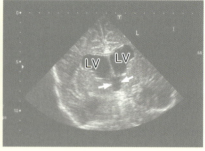

側脳室（LV）の拡大とともに，第三脳室も拡大していることがわかる．矢印は第三脳室径を示す．

- 生後3，4か月で頭囲拡大を主訴として来院する児がいる．その多くはくも膜下腔の拡大による良性頭囲拡大であるが，最も重要な鑑別診断は水頭症である．
- 脳エコーは外来で簡便に行える検査であり，すぐに脳室の大きさの評価ができる．

● Chiari奇形

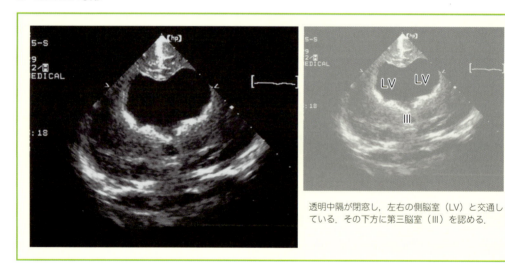

透明中隔が閉窓し，左右の側脳室（LV）と交通している．その下方に第三脳室（Ⅲ）を認める．

- Ⅱ型（Arnold-Chiari奇形）では，小脳，脳幹が大後頭孔から逸脱し，脊髄髄膜瘤，水頭症を合併する．

> **ひと口メモ**
> **脳室の大きさの評価 ①**
> - 水頭症の診断や経過観察では，脳室の大きさの評価が重要である．
> - 第三脳室の大きさの評価は，この断面で幅を計測する．正常値は新生児1±1mm，それ以降は2±1mmである．

1 冠状断面

視床断面（C3）

正常像にみるエコー所見（図1）

- 楕円形の左右の視床が認められる．その上下の小さな無エコーは，側脳室の一部である．
- 高輝度の小脳テントの下には小脳が認められる．小脳テント下や小脳の観察も忘れずに行う．テント下はプローブから距離があるため，低周波数のプローブに替えて観察することも考慮する．

図1 視床断面（C3）

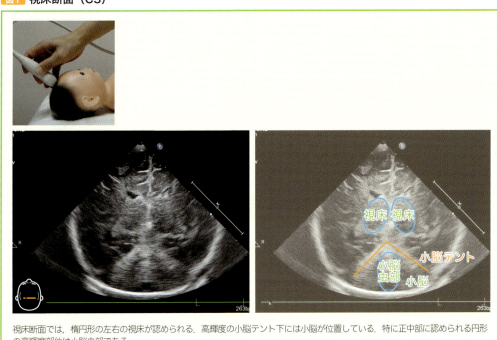

視床断面では，楕円形の左右の視床が認められる．高輝度の小脳テント下には小脳が位置している．特に正中部に認められる円形の高輝度部位は小脳虫部である．

スクリーニングのポイント（成人との共通点や違いについて）

- 側脳室の体部と下角が視床の上下に認められ，側脳室が拡大するとこれらも大きくなる．
- 小脳テント下の病変を評価できる断面であるが，深部なので詳細な変化を確認することは難しい．

❶ 冠状断面

プローブ操作のポイント

- 斜めに切った断面にならないよう，左右の構築物が同等に認められるように注意して，正しい冠状断面の描出を心がける．
- プローブを傾けるときに位置がずれて大泉門の中央から外れてしまうと，頭蓋骨で超音波が阻まれ，画像が描出しづらくなることがあるので，注意する．

代表的疾患

● 脳室上衣下出血

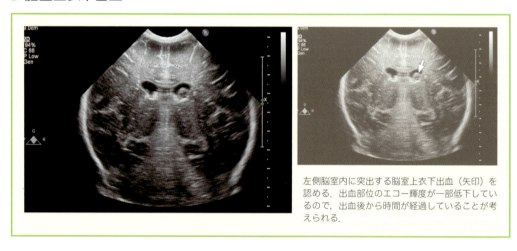

左側脳室内に突出する脳室上衣下出血（矢印）を認める．出血部位のエコー輝度が一部低下しているので，出血後から時間が経過していることが考えられる．

- 脳室上衣下は血流に富み，血圧など循環動態の変化により未熟児の頭蓋内出血の好発部位である．左右同時に出血することも多い．
- 多くは小出血で，その後囊胞となり，最終的には脳室に吸収されて消失する．小出血・小囊胞では，発達のリスク因子とはならない．

● 先天性水頭症

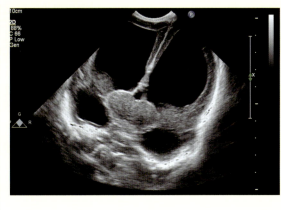
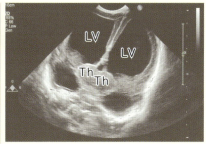

脳室（LV）の著明な拡大を認める．側脳室全体が拡大しているので，この断面で体部の拡大（上方の無エコー）と下角の拡大（下方の無エコー）が確認できる．中央に視床（Th）を確認できる．

- 先天性水頭症は，脳室の著明な拡大により脳実質がほとんど認められない場合がある．その場合，全前脳胞症や無脳症との区別が必要になる．脳室形成が明らかで，視床とともに左右が分離していることなどが，鑑別の重要な点である．

● Dandy-Walker症候群

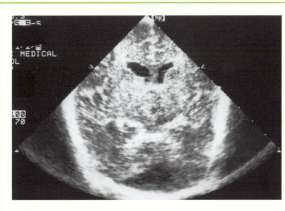
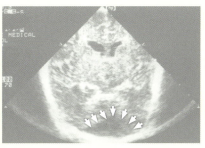

小脳テント下の小脳虫部に囊胞（矢印）を認める．

- 小脳虫部の低形成と第四脳室の囊胞状の拡大からなる．

> **ひとロメモ**
> **テント下の観察も忘れずに！**
> - 脳エコー検査では脳室やその周囲の観察が中心となることが多いので，テント下の観察がおろそかになる．
> - 小脳テント下を観察できる断面は限られており，本断面はそのひとつでかつ最も観察に適した断面である．

1 冠状断面

側脳室後角断面（C4）

正常像にみるエコー所見（図1）

- 側脳室後角断面は，基準断面で最も後方の冠状断面である．
- 側脳室後角と側脳室内の高輝度エコーである脈絡叢がハの字に見える．

図1 側脳室後角断面（C4）

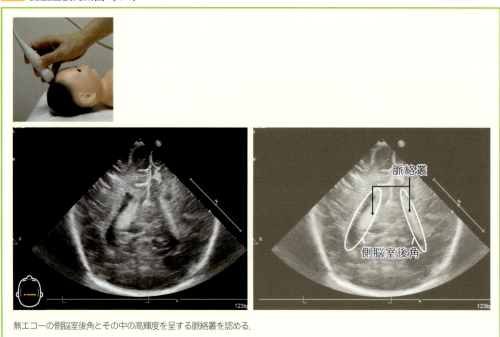

無エコーの側脳室後角とその中の高輝度を呈する脈絡叢を認める．

スクリーニングのポイント（成人との共通点や違いについて）

- 側脳室後角は，側脳室の中で最も拡大しやすい部位であり，脳室拡大の早期発見に役立つ断面である．
- 側脳室内で最も背部の後角は，仰臥位の児では側脳室の最も下方の部位となり，脳室内出血の血液貯留も確認しやすい断面である．
- 側脳室脈絡叢が最もよく見える断面である．

プローブ操作のポイント

- 斜めに切った断面にならないよう，左右の構築物が同等に認められるように注意して，正しい冠状断面の描出を心がける．
- プローブを傾けるときに位置がずれて大泉門の中央から外れてしまうと，頭蓋骨で超音波が阻まれ，画像が描出しづらくなることがあるので，注意する．

代表的疾患

● 脳室周囲白質軟化症

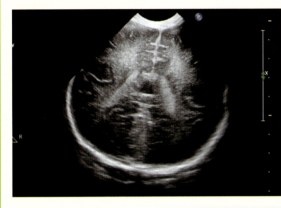
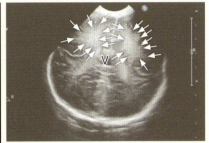

側脳室上方の白質の輝度が亢進している（矢印）．未熟児のため，両側側脳室間にVerga腔（V）を認めている．

- 早産児で脳血流低下による虚血により起こる．
- 脳性麻痺の最も多い原因である．
- 発症早期は，脳室周囲白質の輝度が亢進する．
- その後3，4週を経て，障害部位の脳実質が櫛状に抜けて囊胞状の変化をきたす．

❶ 冠状断面

● 脳梁欠損

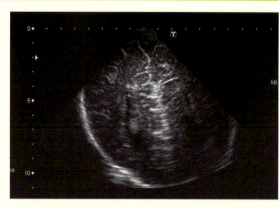
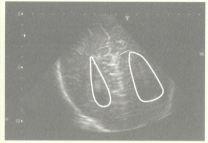

左右の側脳室後角は平行に並び，下方が拡大している（tear drop sign）．

- 先天的に脳梁が形成されない疾患である．
- 左右側脳室は，正常な場合には前方の左右前角は距離が近く，後方にいくに従い，左右の距離が広がる．
- 体部から後角にかけても左右に広がるので，この断面における正常像では側脳室はハの字になる．
- 左右側脳室が前方で近いのは，脳梁が左右の組織を中央に引いているからである．
- 脳梁欠損では，側脳室前方も左右に分離してしまい，前方から後方にかけての脳室は左右に広がるのではなく，はじめから距離をおいて平行に存在する．
- そのため，この断面における側脳室はハの字ではなく，平行の直線になる．
- 脳梁欠損では，後角が限局性に拡大するために，上方よりも下方が太く見え，あたかも落ちる直前の涙（水滴）になぞらえる形となる（tear drop sign）．

側脳室後角断面（C4）

● 脳出血

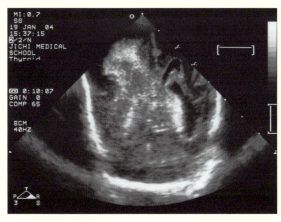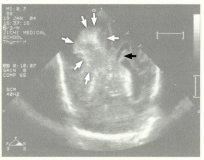

左側脳室は拡大し，その中に出血塊（黒矢印）がある．出血塊より上方の腔と比べ，下方の腔のエコー輝度が軽度上昇している．出血による血球成分の存在によるものと考えられる．右側脳室は出血のため，腔を確認することができない．出血（白矢印）は，脳実質にまで及んでいる．

- 28週未満の超低出生体重児（出生体重1,000 g未満）に多い．
- Grade Ⅰ（上衣下出血），Ⅱ（脳室内出血で脳室拡大なし），Ⅲ（脳室内出血で脳室拡大あり），Ⅳ（脳実質内出血を伴う脳室内出血）に分類する．
- Grade Ⅰでは神経学的予後に影響はないが，それ以上の出血の場合は，重症度に応じて神経学的予後は不良となる．

> **ひと口メモ**
> **側脳室の形態を立体的に理解しよう！**
>
> - 左右の側脳室は，前角は近接しているが体部，後角と後ろにいくにつれて離れていく．さらに，下角は再度前方へと広がる．このように，側脳室は複雑な形態をしている．
> - 多くの先天奇形では脳室の形態異常を伴う．また，頭蓋内圧亢進，脳萎縮，頭蓋内占拠性病変は脳室の大きさや形態に影響する．
> - そのため，脳室の大きさや形態の変化は疾患を診断するうえで重要であり，側脳室の形態を立体的に理解しておくことが必要である．

2 矢状断面

第三脳室断面（S1）

正常像にみるエコー所見 （図1）

- 矢状断面とは，体の中心を通る前後方向の断面である．すなわち，体の中央を真横から見る断面となる．
- プローブを大泉門の中央に垂直に当てる．体の左側から見る画像で，つまり画像の左側に児の前面がくるように，プローブを動かして矢状断面を描出する．プローブを傾けて左右の（傍）矢状断面を順番に観察していく．第三脳室断面は，正中の矢状断面である．
- 脳回の下に弓状の脳梁が認められる．
- 脳梁の下方には，透明中隔腔が無エコー野として観察される場合がある．
- その下にはくちばしをもった鳥の横顔のような第三脳室（Ⅲ）が存在する．その下方は，中脳水道を経て第四脳室（Ⅳ）となる．
- これら脳室系の前後には，エコー輝度の高い橋（Po）と小脳（Ce）を認める．

図1 第三脳室断面（S1）

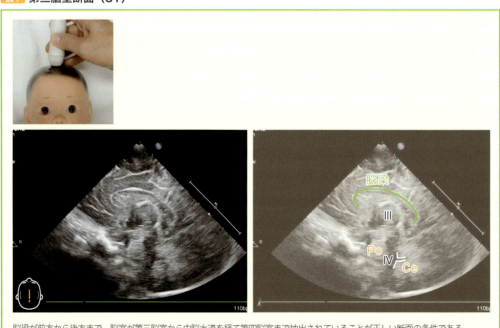

脳梁が前方から後方まで，脳室が第三脳室から中脳水道を経て第四脳室まで抽出されていることが正しい断面の条件である．

スクリーニングのポイント（成人との共通点や違いについて）

- 正中を形成するすべての構造物がきちんと描出されることを確認する．片側の占拠性病変により正中部の偏位が起こると，描出されなくなる構造物が出てくる．

プローブ操作のポイント

- 斜めに切った断面にならないよう，正中の構築物がすべて認められるように注意して，正しい矢状断面の描出を心がける．

代表的疾患

● 脳梁欠損

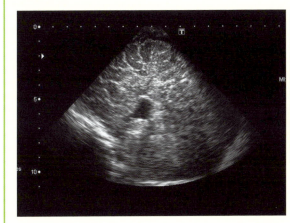
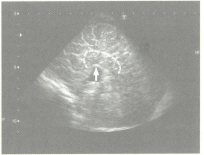

第三脳室の上に存在すべき脳梁（点線で示す）がない．天井がないため，第三脳室は上方に突出する（矢印）．

- 脳梁自体を観察することが直接的診断ではあるが，第三脳室や側脳室の形態や脳回の走行にも異常をきたすため，各基準断面における特徴を知っておく必要がある．

❷ 矢状断面

● Dandy-Walker症候群

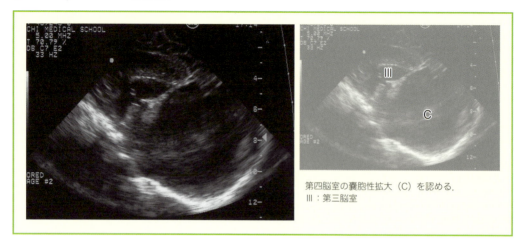

第四脳室の囊胞性拡大（C）を認める．
Ⅲ：第三脳室

- 小脳虫部の低形成と第四脳室の囊胞状の拡大からなる．
- 第四脳室の囊胞状変化の程度はさまざまである．

● Chiari奇形

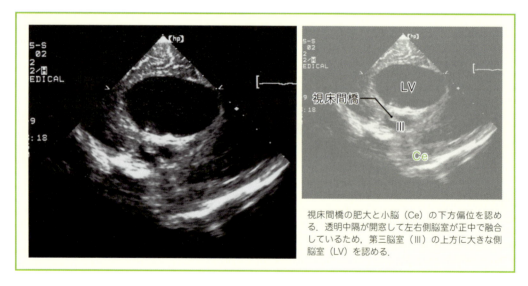

視床間橋の肥大と小脳（Ce）の下方偏位を認める．透明中隔が開窓して左右側脳室が正中で融合しているため，第三脳室（Ⅲ）の上方に大きな側脳室（LV）を認める．

- Ⅱ型（Arnold-Chiari奇形）では，脊髄髄膜瘤による髄液の流出により頭蓋内容物が尾側に牽引される．
- 画像の特徴としては，小さな後頭蓋窩，小脳扁桃や虫部下部の大後頭孔からの逸脱，中脳水道や第四脳室閉塞による水頭症，虫部の楔状変化，第四脳室の下方伸展，視床間橋の肥厚，脳梁形成不全などがある．

第三脳室断面（S1）

> **ひと口メモ**
>
> **脳血流の測定**
>
> ● 脳血流の測定は，他の画像診断ではできない脳エコー検査の利点である．
>
> ● 脳血流の測定は，頭蓋内圧亢進の評価，低酸素性脳症の診断と予後予測，低出生体重児の頭蓋内出血の予知などに用いられている．
>
> ● 本断面で，前大脳動脈，脳底動脈，内大脳静脈などを描出することができる．

4

頭部超音波検査

2 矢状断面

側脳室体部断面（S2）

正常像にみるエコー所見（図1）

- 正中の矢状断面からプローブを横に傾けていくと第三，四脳室は見えなくなり，側脳室前角から体部が観察される．体部から後角にかけては，輝度の高い脈絡叢が存在する．
- 側脳室の下方は前方が尾状核，後方が視床だが，時にこの両者間の線状エコー（caudothalamic groove）が太く高輝度となり，脳室上衣下出血との鑑別が問題になることがある．

図1 側脳室体部断面（S2）

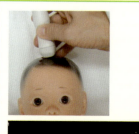
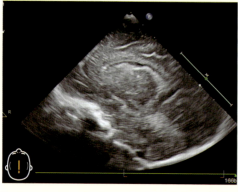
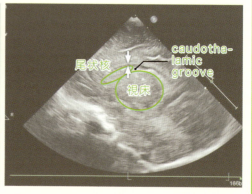

尾状核と視床の間に高輝度線状エコーのcaudothalamic grooveを認める．矢印間は側脳室体部径である．

スクリーニングのポイント（成人との共通点や違いについて）

- 出血や嚢胞が多く認められる脳室上衣下を最もよく観察できる断面である．
- 側脳室体部径を測定する断面であり，側脳室拡大の評価に適している．

プローブ操作のポイント

- 斜めに切った断面にならないように注意して，正しい断面の描出を心がける．
- プローブを傾ける際に大泉門の中央からずれてしまうと，頭蓋骨で超音波が通過せず，明瞭な画像を描出できない．

代表的疾患

● 脳室上衣下出血

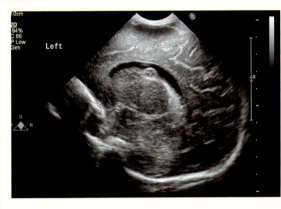

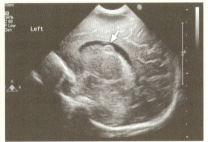

高輝度の出血の一部の輝度が低下しており，出血から時間が経過していることを示す．

- 脳室上衣下はgerminal matrixが発達し血流が豊富なため，早産児において血圧や脳循環の変動により，出血を起こしやすい．左右ともに出血することも多い．
- 小出血であれば，精神発達のリスク因子とはならない．その後は囊胞となり，側脳室に吸収されて消失する．
- 出血後は，次第に輝度が低下してくる．

● 水頭症

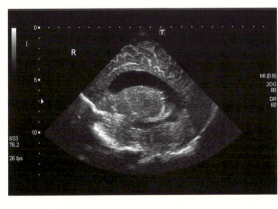

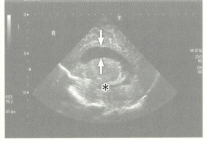

側脳室の拡大を認める．側脳室体部径（両矢印間）を測定し，経時的に比較する．側脳室の拡大のため，通常ではこの断面では観察できない下角（＊印）も見える．

❷ 矢状断面

- 乳児の水頭症は中脳水道狭窄や種々の脳奇形，腫瘍性病変などが原因となる．
- 頭部超音波検査は放射線被曝がなく，鎮静不要で簡便に行える検査であり，大泉門が開いている乳児では第一選択の画像検査である．

● **脳出血**

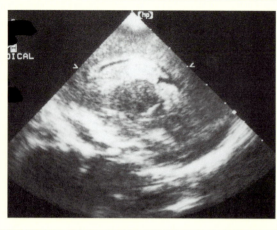
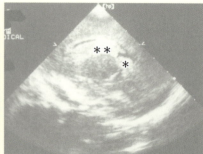

脳室内に高輝度の出血（＊印，＊＊印）を認める．

- 28週未満の超低出生体重児（出生体重1,000g未満）に多い．
- Grade Ⅰ（上衣下出血），Ⅱ（脳室内出血で脳室拡大なし），Ⅲ（脳室内出血で脳室拡大あり），Ⅳ（脳実質内出血を伴う脳室内出血）に分類する．
- 出血の診断だけでなく，出血後の脳室拡大の評価にも，頭部超音波検査は有用である．

> **ひと口メモ**
> **脳室の大きさの評価 ②**
> - 水頭症の診断や経過観察では，脳室の大きさの評価が重要である．
> - 側脳室の大きさの評価は，この断面で体部径を計測する．正常値は新生児1.5±1 mm，それ以降は3±1.5 mmである．
> - 側脳室は複雑な形態をしているため，その大きさの評価は難しく，３Ｄ画像による容積評価が最も正確だが，日常診療で行うことは難しい．

② 矢状断面

側脳室後角断面（S3）

正常像にみるエコー所見　図1

- 側脳室後角から下角が見える．
- 体部から後角にかけて，輝度の高い脈絡叢が存在する．

図1 側脳室後角断面（S3）

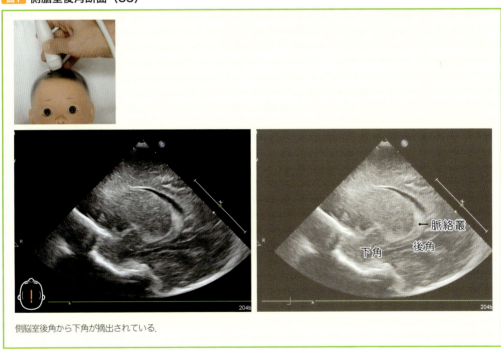

側脳室後角から下角が描出されている．

スクリーニングのポイント（成人との共通点や違いについて）

- 側脳室を広く観察できる断面であり，脳室拡大の評価に有用である．
- 側脳室の背側，仰臥位での下方を観察でき，脳室内出血の血液貯留を認めやすい．

プローブ操作のポイント

- 斜めに切った断面にならないように注意して，正しい断面の描出を心がける．
- プローブを傾ける際に大泉門の中央からずれてしまうと，頭蓋骨で超音波が通過せず，明瞭な画像を描出できない．

❷ 矢状断面

代表的疾患

● 脳梁欠損

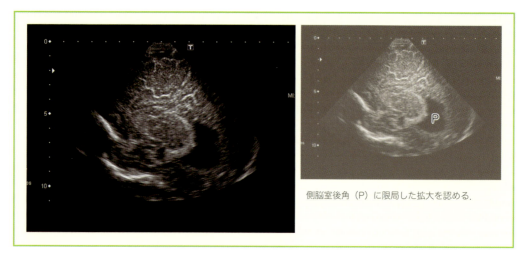

側脳室後角（P）に限局した拡大を認める．

- 画像検査では，直接的な脳梁欠損所見以外に，脳回の放射状走行，両側側脳室前角の外側偏位，側脳室後角の限局した拡大や tear drop sign，などの特徴的な間接所見を有する．

● 脳室周囲白質軟化症

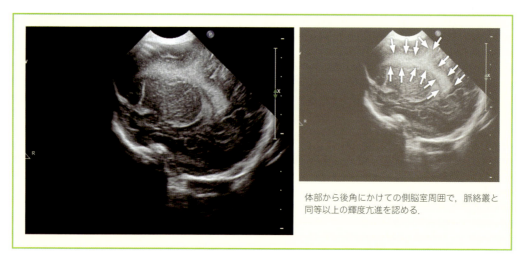

体部から後角にかけての側脳室周囲で，脈絡叢と同等以上の輝度亢進を認める．

- 早産児において脳の虚血により生じる．脳性麻痺の主要な原因である．
- 発症初期は輝度の上昇を認め，その後，次第にエコー輝度が低下し，櫛状に低エコー域を形成する．

● 脳出血

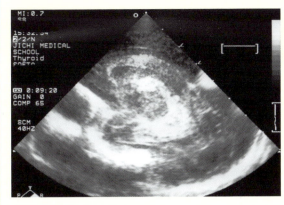
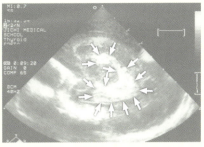

側脳室全体（矢印）が脳室内出血のため高輝度を呈している．

- 28週未満の超低出生体重児（出生体重1,000 g未満）に多い．
- Grade Ⅰ（上衣下出血），Ⅱ（脳室内出血で脳室拡大なし），Ⅲ（脳室内出血で脳室拡大あり），Ⅳ（脳実質内出血を伴う脳室内出血）に分類する．
- 出血直後は一様の高輝度であるが，時間が経つとエコー輝度が低下してくる．

> **ひと口メモ**
>
> **脈絡叢**
>
> - 本断面と冠状断面の後角断面（C4）は，側脳室の脈絡叢を観察するのに適している．
> - 脈絡叢嚢胞は小さいものは正常児にも認められるが，大きなものは18-trisomyを疑う指標である．

② 矢状断面

島断面（S4）

正常像にみるエコー所見 （図1）

- 側脳室は見えなくなり，シルビウス溝の高輝度エコーが見られる．シルビウス溝より下方が側頭葉，上方が島である．

図1 島断面（S4）

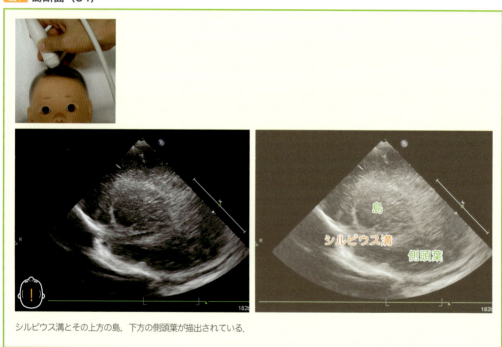

シルビウス溝とその上方の島，下方の側頭葉が描出されている．

スクリーニングのポイント（成人との共通点や違いについて）

- 脳全体をできるだけ見落としがないように観察するために，少なくともこの断面までは描出するように心がける．

プローブ操作のポイント

- 斜めに切った断面にならないように注意して，正しい断面の描出を心がける．
- プローブを傾ける際に大泉門の中央からずれてしまうと，頭蓋骨で超音波が通過せず，明瞭な画像を描出できない．

- プローブを最も横に傾ける断面なのでプローブと体表に隙間ができやすい．そのため，隙間に十分なコンタクトゼリーを使用する．

代表的疾患

● 脳膿瘍

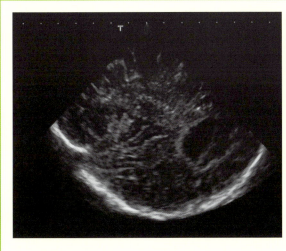
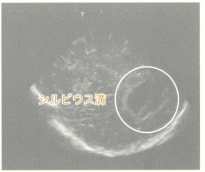

シルビウス溝の後方に膿瘍が認められる（円で示す）．児が仰臥位であるため，下側には比較的細胞成分に富む液体が貯留し，水平面を呈している．

- 脳膿瘍はあらゆる場所にできる可能性があり，脳全体をくまなく観察して発見する必要がある．側方にある場合，この断面を十分に描出できなければ，見落としてしまう可能性がある．

● 脳出血

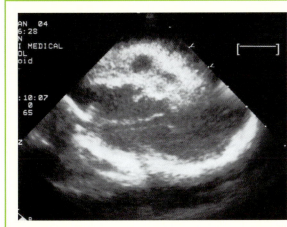
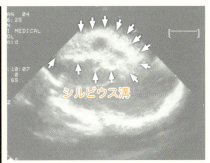

脳実質まで広がった脳出血（矢印）である．

❷ 矢状断面

- 28週未満の超低出生体重児（出生体重1,000 g未満）に多い．
- Grade Ⅰ（上衣下出血），Ⅱ（脳室内出血で脳室拡大なし），Ⅲ（脳室内出血で脳室拡大あり），Ⅳ（脳実質内出血を伴う脳室内出血）に分類する．
- 出血直後は一様の高輝度だが，時間が経つとエコー輝度が低下し，一様でなくなる．

● 脳室周囲白質軟化症

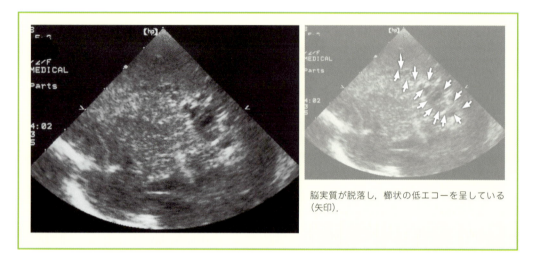

脳実質が脱落し，櫛状の低エコーを呈している（矢印）．

- 早産児において脳の虚血により生じる．脳性麻痺の主要な原因である．
- 発症初期は輝度の上昇を認め，その後，次第にエコー輝度が低下し，櫛状に低エコー域を形成する．

> **ひと口メモ**
> **脳エコーの死角を知る！**
> - 脳エコーは画像診断として有用だが，その欠点や限界も知っておく必要がある．
> - 大泉門をエコーウィンドウとして超音波ビームを投入しているので，その範囲が限られる．
> - 頭蓋骨直下や本断面よりさらに外側の観察は難しい．
> - 未熟児では骨が薄いので，大泉門以外からのアプローチも試みてもよい．

おわりに

　日本小児超音波研究会は，2014年に発足したばかりの，まだ新しく，小さな研究会です．その目的は小児領域に超音波検査（腹部エコー，体表エコー，心エコー，頭部エコー）を普及・定着させ，指導者を育て，未来を担う子どもたちにより良い医療を提供することです．

　小児領域へ超音波検査を普及するためには，標準的な走査法やスクリーニング法を示すことが重要と考え，本書を企画しました．ご多忙の中，本書の執筆，校正にご尽力いただいた日本小児超音波研究会の理事，監事の各位に感謝します．

　日常診療で超音波検査を行う際に基本となる断面の正常像を示し，その描出のポイントや注意点を簡潔に解説し，その正常像との比較で代表的な疾患の超音波像（異常像）を示しました．プローブポジションおよび実際にプローブを当てた写真を配置し，視覚的に理解しやすいように努めました．

　臨床の第一線で活躍する小児科医が超音波検査を身近に感じ，実際に本書を手に取って，見比べながら実施しやすいような本を目指しましたが，出来はいかがでしょうか？　本書を参考に超音波検査に取り組み，より良い診療につなげていただきたいと思います．

　小児科医は小児の総合診療医ですから，幅広い知識が要求されます．超音波検査を始めるきっかけは様々でしょう．実際の臨床では腹部エコーをする機会が最も多いと思いますが，体表エコーによる頸部のリンパ節腫大や股関節の評価，心エコーによる川崎病の冠動脈の評価，頭部エコーによる乳児の脳室拡大の評価などが必要な場面が必ず出てきます．そのようなとき，本書は必ず役立つと確信しています．

　また，今後は超音波検査士の方々に期待すること大です．成人中心で小児をほとんど診ない方も多いと思いますが，小児の苦手意識を払拭するためにも本書は役立つと思います．ぜひ，小児および小児科医の味方になって，積極的に小児のエコーに関わってください．

　校正の段階で本書全体を見てみると，私たちの知らなかったことやきちんと理解していなかったことなどが随所にありました．本書には『ひと口メモ』が多数ちりばめられています．それは執筆者が実際に超音波検査をするなかで感じたこと，描出のポイントや注意点，疑うべき疾患などで，読者のみなさんの参考になること間違いなしです．どうか気楽な気持ちで眺めてほしいと思います．

　本書には不十分な点が多々あるであろうことは自覚しています．本書を読まれて気付きがありましたら，日本小児超音波研究会（jspum@jichi.ac.jp）にお寄せください．今後の改訂の参考にさせていただきます．おわりに，本書の出版にあたり，ご尽力いただいた金芳堂の藤森祐介様，井上佐保子様に深謝いたします．

　日本小児超音波研究会の次代を担う若手の小児科医が本書をさらに立派なものに仕上げてくれることを期待して筆を置きます．

2019年9月30日

編者：**内田正志，余田　篤，森　一博**

索引 INDEX

数字

21トリソミー	133
22q11.2欠失症候群	133
3 vessels view	169

欧文

ALCAPA	184
Amyandヘルニア	152
bright liver	56
Bモード	117
C1	206
C2	210
C3	213
C4	216
Chiari奇形	212, 222
CRP持続高値	119
Dandy-Walker症候群	215, 222
doughnut sign	91
Ebstein奇形	191
EBウイルス感染症	47
Fabry病	183
FAST	145
Graf法	159
Graves病	132
IgA血管炎	4, 77, 84, 154, 156
Littreヘルニア	152
macrocystic lesion	139
microcystic lesion	139
MRI	3
multiple concentric ring sign	80, 83, 84, 91
Noonan症候群	172
POCUS	145
point-of-care超音波	145
Pompe病	183
pseudokidney sign	80, 83, 84, 91
Rastelli A	189
Richterヘルニア	152
S1	220
S2	224
S3	227
S4	230
Schwachman-Diamond症候群	34
seg1	174
seg11	174
seg2	174
seg3	174
seg5	174
seg6	174
spleen index	45, 46
STC	8

Stenon管	122
Stensen管	122
S状結腸	101, 103, 104
target sign	84, 91, 102
third portion	119
to and fro	79
treiz靱帯	77
triangular cord sign（TC sign）	17
TSH受容体抗体	132
Vater乳頭部	39, 40
Vater乳頭部胆石嵌頓	39
VSD	167
Warthin腫瘍	124
Wharton管	125
whirlpool sign	78, 80, 117
Williams症候群	133, 172

和文

あ・い

アーチファクト	6, 9, 93
悪性リンパ腫	142
圧較差推定	172
アデノウイルス	84
胃潰瘍	70, 71
異型リンパ球増加	30
胃食道逆流現象	66
胃食道逆流症	67
異所性開口	127
異所性胸腺	141
異所性甲状腺	135
異所性唾液腺	127
胃前庭部	68, 69, 71
胃底部	71
遺糞症	107
陰嚢	154
——水腫	154

う・え・お

ウイルス性腸炎	81
右冠動脈起始部	174
右室圧負荷	184
右室容量負荷	185
右室流出路	164, 168
右腎欠損	55
右腎低形成	55
右腎動脈	110, 112
右側臥位	69
右葉	131
液状変性	127
液体貯留	36
エコーウィンドウ	101
エコーゼリー	6

壊疽性	88
エルシニア	84
遠位部	174
遠肝性側副血行路	19
炎症	147
炎症性浮腫	36
横隔膜ドーム	45
嘔気	119
横行結腸	97, 99
横走査	6
横断像	6
嘔吐	119
頤下部	126
——下部膿瘍	136
お腹の聴診器	2
音響陰影	10, 12, 107, 108
音響インピーダンス	9, 11
音響窓	31
音響増強	13

か

回旋枝	174
外側陰影	10
回腸結腸型重積	84, 95
回腸結腸型の腸重積	91
回腸末端	91, 93
——炎	84
——部	82, 83
海綿状血管腫様変化	18
回盲部	85
——の囊胞性疾患	91
潰瘍周囲の壁肥厚	73
潰瘍性大腸炎	94, 98, 101, 104
下咽頭	134
下顎後静脈	122
化学療法の影響	34
顎舌骨筋	127
拡張型心筋症	184
下行結腸	96, 100, 101, 102
——下端	104
下甲状腺動脈	131
下行大動脈逆方向血流	196
画像診断	7
下大静脈	16, 110, 112, 113, 146
——径	203
顎下間隙	129
顎下腺	122, 123, 124, 125, 126, 127, 128, 129
——腫大	126
顎下リンパ節腫大	126
活動性出血	73
滑膜肥厚	158
化膿性関節炎	159

234

索引 INDEX

化膿性リンパ節炎	65	
下部直腸	106	
がま腫	129, 130	
カラードプラ	18, 25, 41, 55, 117, 132	
カルチノイド	88	
川崎病	176	
——の胆嚢腫大	29	
肝円索	146	
肝外胆管	39	
肝外門脈閉塞症	17, 18, 19, 24	
患側	123	
肝機能障害	25, 28, 30	
間欠性水腎症	4	
肝左葉	31	
間質性腎炎	55	
肝十二指腸靭帯	72	
肝静脈	16, 17	
肝腎コントラスト	56	
関節液穿刺	159	
関節液貯留	158	
関節液の性状	158	
関節包	157, 158	
完全型房室中隔欠損	189	
感染性腸炎	94	
完全大血管転換	165, 171	
肝臓	17	
——のスクリーニング	17	
肝胆道系疾患	2	
肝動脈	16, 21	
冠動脈	169	
——拡大	176	
——の走行	178	
——瘤	176, 177	
肝内胆管の拡張	18	
肝門部	72	
——空腸吻合	17	
——リンパ節腫大	28, 30	
肝彎曲部	98	

き

気管	134
気管支	145
——血管束	145
気管チューブ先端位置確認	65, 145
気胸	145
菊池病	138, 139
奇静脈	201
基本走査	3
求肝性	18
——側副血行路	19, 24
救急外来	2
救急疾患	2
急性胃腸炎	2
急性胃粘膜病変	4, 70
急性陰嚢症	156
急性肝炎	27
急性期心臓所見	177

急性細菌性顎下腺炎	127
急性細菌性耳下腺炎	127
急性心筋炎	164, 183, 188
急性心膜炎	187
急性膵炎	4, 23, 35, 42
急性虫垂炎	4, 87
急性腸炎	4
急速な脱水	200
球部前壁	73
胸腔内液体貯留	145
胸鎖乳突筋	126, 137, 138
胸水	144, 145
胸腺	140, 141
——腫瘍	142
鏡像	11
共通管	36
共通肺静脈腔	195
峡部	131
胸部	143
胸膜肥厚	145
虚像	9, 11
巨大冠動脈瘤	176
巨大尿管症	55, 62
巨大瘤	176
距離分解能	5
筋性斜頸	138

く・け・こ

空腸	79
クローン病	98, 101
経会陰アプローチ	106, 107, 109
経時的変化	177
頸部食道	63
——の異物	64
頸部リンパ節炎	7
頸部リンパ節腫大	30
劇症型心筋症	184
劇症肝炎	27
血管	7, 153
——腫	123, 124, 135, 147
——のバリアント	114
——壁の肥厚	119
——壁の変化	114
血気胸	145
血球貪食症候群	27
結節性硬化症	55
結腸結腸型重積	95
血尿	119
血便	105
——の精査	104
——の精査目的	103
血流信号増加	88
下痢症	62
健側	123
剣状突起下横断面	199
剣状突起下長軸断面	198
減衰	12

原発性線毛運動不全	202
好酸球性膀胱炎	60
口腔底	134
高周波プローブ	63, 78, 93, 103, 105, 123, 126, 129, 135, 138
甲状舌管	135
——囊胞	135
甲状腺	131, 132, 134
——峡部	63
——結節	133
——左葉	63
——舌管囊胞	135
——低形成	133
——動脈の血流速度測定	132
鈎状突起	37, 39
甲状軟骨	134
高度便秘	107
後腹膜奇形腫	55, 56
肛門管	106
絞扼性小腸閉塞	4
股関節	157, 158
——炎	158
——滑膜肥厚	159
——脱臼	159
呼吸運動	143
骨	12
骨性臼蓋線	159
骨盤	92
骨膜下囊胞	158
コロイド囊胞	133
コロイド濾胞	133
混合型	23
混合性腫瘍	62
コンベックス	5, 6, 42, 144

さ

臍	146
細菌性唾液腺炎	127
細菌性腸炎	84, 93, 99
細胞性膀胱炎	60
臍静脈瘤	148
臍腸管	146, 148
臍洞	147
臍動静脈	146, 148
サイドローブ	11
臍膿瘻	148
臍ヘルニア	147
臍輪	146
サイログロブリンの前駆体	133
左冠動脈起始部	174
左冠動脈肺動脈起始症	184
鎖肛	109
左室圧負荷	182
左室拡張期径	163
左室拡張末期径	163, 181, 185
左室径	185
左室形態異常	180

235

左室後壁厚	163	
左室収縮低下	163, 177	
左室収縮末期径	163	
左室前負荷	185	
左室緻密化障害	184	
左室長軸断面	162, 167	
左室内径短縮率	163, 164, 180	
左室容量負荷	183	
左室短軸断面	179	
左腎盂腎炎	55	
左腎静脈	110, 112, 117, 119	
左心低形成症候群	196	
左腎低形成	55	
左腎動脈	110, 112	
左側臥位	69	
左房拡大	164	
左右冠動脈	173	
左葉	131	
三尖弁逆流	185, 188	

し

耳下腺	122, 123, 124, 125, 126, 128, 129	
——内血管腫	124	
——内リンパ節炎	127	
子宮	58, 152	
——円索	149	
試験開腹	17	
自己免疫性疾患	132	
視床断面	213	
自然閉鎖	191	
下大静脈	117	
実質臓器	2	
脂肪肝	56	
島断面	230	
若年性特発性関節炎	159	
若年性ポリープ	104, 105, 108	
若年性慢性関節炎	159	
周囲軟部組織腫脹	158	
周囲の脂肪織と腸管とのコントラスト増強	88	
充実性腫瘤	124	
重症先天性心疾患	197	
縦走査	6	
縦断像	6	
十二指腸	119	
——潰瘍	73	
——下行脚	74	
——ガス	39	
——球部	68, 72, 74	
——狭窄	73, 74, 75	
——水平脚	78, 81	
——閉鎖	73, 74, 75	
——壁	72	
主極	11	
出血性膀胱炎	60	
腫瘍/腫瘍類似病変	126	

消化管	152	
消化管ガス	9, 10, 114	
消化管疾患	2	
消化管スクリーニング	98	
消化管透視	105	
小冠動脈瘤	176	
上行結腸	82, 87, 91, 92, 93, 96, 102	
上甲状腺動脈	131	
鞘状突起開存	149	
常染色体性優性遺伝	55	
上大静脈	169, 192	
小唾液腺	122	
小腸	93, 117	
上腸間膜静脈	37, 40, 110, 111, 113, 114, 117	
上腸間膜動脈	31, 37, 40, 76, 77, 81, 110, 112, 113, 114, 115, 117, 119	
——症候群	76, 78, 119	
——の起始部	118	
——の起始部の壁肥厚	119	
小児科医	2	
——外来	2	
小児急性腹症	3, 4	
小児外科	17	
小嚢胞性	139	
静脈管	146	
——開存	203	
静脈石	124	
静脈瘤	147	
食道	63	
——静脈瘤	19	
食道裂孔ヘルニア	67	
ショック	196	
腎盂尿管移行部狭窄	55	
心エコー	3, 7	
心筋炎	27, 184	
心腔内異常構造物	180	
神経	149	
腎結石	12	
腎実質障害	56	
心室中隔欠損	164, 165, 190	
腎髄質	49	
新生児横隔膜ヘルニア	196	
新生児重症心臓病スクリーニング	197	
心尖部四腔断面	186	
腎臓	49	
——破裂	4	
心タンポナーデ	188	
腎中心部エコー	49	
腎長径	49	
心嚢液貯留	177	
腎杯拡張	55	
心拍出量	196	
腎皮質	49	
心房中隔欠損	185	
深葉	122	

す

膵アミラーゼ	25	
膵管	31, 32, 34, 35, 36	
——・胆管合流異常	36	
——拡張	34, 36	
——径	33	
膵鉤部	40	
膵実質	34	
膵腫大	36	
水腎症	55	
水腎水尿管症	55	
膵臓	31	
——横断像	37, 38, 40	
——縦断像	32, 33, 40	
——前後径	33	
膵体部	31	
錐体葉	131	
膵胆管合流異常説	23	
垂直静脈	195	
髄洞	49	
水頭症	212, 225	
膵頭体部	40	
膵頭部	31, 34, 35, 74	
膵内胆管	36, 38, 39, 40	
——の拡張	36	
水尿管症	55, 62	
垂捻転	154	
膵尾部	32, 34, 35, 41	
——膵管拡張	42	
水平脚	74, 77	
頭蓋内圧亢進の評価	223	
スクリーニング	8, 119	
ステロイドの影響	34	
ステロイドパルス療法	119	
スライス幅	11	

せ

精管	153	
精管動脈	153	
精索	149, 155	
——静脈	154	
——静脈瘤	154	
——水腫	13, 154	
正常右腎	55	
正常解剖	110	
正常左腎	55	
正常像	3, 7	
精巣	153, 155	
——上体	154, 155, 156	
——上体炎	4, 155, 156	
——上体垂	153, 154	
——上体垂捻転	156	
——捻転（症）	155, 156	
——付属器	153	
——傍体	153	
——網	153	
精巣垂	153, 154	

——捻転	156
生理的リンパ増殖症	105
脊椎	69
セクター	5, 6, 144
舌下腺	122, 123, 127, 128, 129
舌骨下	134
舌骨上	134
舌根部	134
舌動脈	128, 129
前下行枝	174
前頸部	134
——腫瘍	135
穿孔	73, 88
——性虫垂炎	93, 96
前縦隔	140
扇状走査	31, 34
先天性甲状腺機能低下症	133
先天性股関節脱臼	159
先天性腎疾患	55
先天性水頭症	208, 215
先天性胆道拡張症	4, 13, 17, 18, 22, 25
先天性風疹症候群	172
蠕動の亢進	89
蠕動の低下	89
全内臓逆位	201, 202
腺内リンパ節	122, 126
——腫大	123
潜入性がま腫	129, 130
浅葉	122

そ

造影CT	119
総肝動脈	110, 111, 117
早期治療	119
臓器の軸	6
早期発見	119
層構造	68, 69
臓側胸膜	143, 145
総胆管	21
——の拡張	23
総肺静脈還流異常	195, 197, 202
僧帽弁異常	180
僧帽弁逆流	164, 177, 188
側頸部	137
側脳室後角断面	216, 227
側脳室前角周囲嚢胞	207, 211
側脳室前角断面	206
側脳室体部断面	224
側副血行路	18
鼠径管	149, 155
鼠径靱帯	149
鼠径部	149, 155
鼠径ヘルニア	149, 152

た

体位変換	71
大血管転換症	197

大血管短軸断面	168, 169
第3層	99, 105
第三脳室断面	210, 220
胎児エコー	197
体軸	6
胎生期遺残構造	148
大腿骨頭	157, 158
大腿三角	149
大腿静脈	157
大腿動静脈	149
大腿動脈	157
大唾液腺	122
大腸憩室炎	92
大動脈	166, 169, 192
大動脈弓断面	192
大動脈弓離断	194
大動脈狭窄	183
大動脈縮窄	183, 197
大動脈縮窄症	182, 194, 196
大動脈弁	168
大動脈弁逆流	165
第2層	99, 105
大嚢胞性	139
体表エコー	3, 7
大網	152
唾液管拡張症	123
唾液管末端拡張症	127
唾液腺	122
——腫瘍	124
——無形成	129
——無発生	129
高安動脈炎	118, 119
多形腺腫	124
多重反射	9
唾石	125, 127
脱気水	68
脱水	185
多嚢胞性異形成腎	55
多発性腎嚢胞	55
多脾症	201
胆管	16
短軸像	84, 96, 102
胆汁性嘔吐	117
単純性股関節炎	159
単純性腎嚢胞	55
探触子	3
胆石	12, 27
胆道拡張症	11, 17
胆嚢	7, 9
——腫大	27
——の横断像	26
——の縦断像	26
——壁の厚さ	27
——壁肥厚	27, 28
単房性低エコー輝度病変	139
単房性嚢胞様病変	130

ち

中冠動脈瘤	176
中心静脈圧	203
虫垂	86, 152
——炎	86, 89, 92
——孔	87
——根部	90
——腫瘍	88
——の位置	87
中腸軸捻転	4, 78, 80, 114, 117
——を伴う腸回転異常	74
中等瘤	176
腸液	10
——の貯留	89
超音波検査	2, 7
——士	2
超音波診断	4
——装置	2
——用ゲルパッド	132, 147
超音波造影剤	73
超音波ビーム	11, 35
腸回転異常	77, 78, 80, 81
腸管蠕動低下	88, 89
腸管重複症	91
腸間膜	152
——嚢腫	85, 92
腸間膜リンパ節	4
——炎	84
腸骨	92
——筋	157
長軸像	84
長軸断面積	49
腸重積	4, 83, 84, 91, 95
重複下大静脈	116, 117
重複腸管	85
腸閉塞	79
腸腰筋	82, 83, 90, 92, 104
直腸	57, 106
——ポリープ	108
著明な血流増加	132

て・と・な・に・の

低エコー輝度	126
低酸素脳症	223
低出生体重児の頭蓋内出血	223
停留精巣	153
伝染性単核球症	27, 28, 30
透視検査	64
頭部エコー	3, 7
動脈管開存	170
動脈管瘤	170
透明中隔腔	206
特発性陰嚢浮腫	154
特発性肺動脈性肺高血圧	184, 185
内視鏡検査	105
内臓錯位症候群	201
ナットクラッカー現象	112, 119

軟骨性臼蓋線 159
肉芽 147
二次孔型心房中隔欠損 188
二次性心筋症 183
二次性の虫垂炎 88
尿管膀胱移行部狭窄 62
尿閉 60
尿膜管 146, 147, 148
——開存 147, 148
——囊胞 148
粘膜下層 86, 99
——の肥厚 70, 88
粘膜層 99
脳血流の測定 223
脳室周囲白質軟化症 217, 228, 232
脳室上衣下出血 214, 225
囊腫状拡張 23
脳出血 208, 219, 226, 229, 231
脳腫瘍 231
囊胞 7, 13
——性腫瘍 154
——性線維症 34
——性ヒグローマ 139
——性病変 123
——壁の層構造 85
——変性 124
膿瘍化 7
膿瘍形成 127
脳梁欠損 218, 221, 228

は
肺炎 145
敗血症 196
背側膵 39
肺動脈 166, 169, 192
——弁 168
肺動脈弁逆流 185
肺動脈弁狭窄 170, 185
ハウストラ 93, 94, 97, 98
バウヒン弁 87, 90, 91
橋本病 132
白血病 47
発達性股関節形成不全 159
発熱 30, 119
バリアント 117
パルスオキシメーター 197
パワードプラ 88, 155
半奇静脈 201
反射エコー 13
反復性耳下腺炎 123
反復性唾液腺炎 123

ひ・ふ
皮下腫瘤 7
非化膿性リンパ節壊死性病変 139
脾機能亢進症 19
肥厚性幽門狭窄症 69, 71

脾腫 47
脾静脈 31, 40, 110, 111
非侵襲的 2
皮髄の境界 49
脾臓 101, 110
——後端 44
——実質 41
——前端 44
——短径 45, 46
——長径 45, 46
——破裂 4
肥大型心筋症 183
左下大静脈 116, 117
脾動静脈 41
脾動脈 40, 110, 111, 117
非特異的大型血管炎 119
非特異的腸炎 105
被膜形成 145
肥満 34
脾門部 41, 44
病型分類 109
病原性大腸菌感染 95
——（軽症） 98
——（重症） 102
脾彎曲部 98, 100, 101
ファーター乳頭 75
ファロー四徴症 166, 171, 185
フォーカス 11
副顎下腺 127
副極 11
腹腔動脈 31, 40
——幹 110, 111, 114, 115, 117
——起始部 37
副甲状腺 134
副耳下腺 127
副腎 49
——出血 55
——神経芽腫 42
腹側膵 39
副唾液腺 127
腹痛疾患 3, 119
副脾 47
腹部 15, 146
——CT検査 3, 89
——エコー 2, 119
——救急疾患 88
——血管 114
——大静脈 111
——単純写真 109
——動脈幹 113
——の血管 110
——膨満 119
腹部大動脈 31, 37, 76, 77, 110, 112, 113, 114, 115, 117, 118, 119
——矢状断 37
——の壁肥厚 119
浮腫性変化 8

不全型川崎病 177
付属器 156
——捻転 156
振り子走査 34
プローブ 3
糞塊 88
糞石 12, 88

へ・ほ・ま・み
平行走査 31
閉塞性黄疸 23, 25
壁運動異常 180
壁側胸膜 143, 145
壁肥厚 94
便 10
便塊 12, 103
扁桃肥大 30
便秘 2, 4, 62, 108, 109
——の診断 12
方位分解能 5
膀胱 7, 9, 11, 57, 60
——の横断像 57
——の縦断像 57
——壁 58
放射線被ばく 2, 105, 109
傍十二指腸ヘルニア 43
紡錘状拡張 23
傍正中臍索 92
ポリープ 147
膜様部欠損 190
末梢肺動脈狭窄 172
慢性腎不全 56
慢性膵炎 34
慢性便秘 109
右冠尖逸脱 165
右副腎出血 56
右肋骨弓下横走査 17
右肋骨正中部 26
ミトコンドリア病 183

む・め・も
無気肺 145
無脾症 201
無名静脈 192, 195
メインローブ 11
メッケル憩室 148, 152
盲腸 82, 87, 90, 91, 92
——の重複腸管 91
門脈臍部 16, 146
門脈縦断像 38
門脈水平部 16
門脈本幹 20, 37, 110, 111, 114

ゆ・ら・り
有痛性腫脹 123
幽門管 69
幽門部 69

溶血性尿毒症症候群··················· 56
卵円孔開存 ···························191
卵黄腸管 ···················146, 147, 148
　　──開存 ·····················148
卵巣·····················58, 152
卵巣嚢腫 ··························· 62
　　──茎捻転 ···············4, 61, 62
卵巣嚢胞 ··························· 13
リアルタイム ··················2, 143
梨状窩瘻 ··························· 64
リニア ···························5, 6
　　──型高周波プローブ144, 147, 154,
158
　　──プローブ··················· 68
輪状膵 ··························· 75
リンパ管奇形··· 85, 123, 124, 130, 135, 139,
154
リンパ球浸潤 ·····················123
リンパ節 ·························149
リンパ濾胞 ·····················105

る・れ・ろ

類皮嚢腫 ·························135
類表皮嚢腫 ·······················130
レンズ効果 ··························· 11
連続波ドプラ法···················172
瘻孔··························109
漏斗部狭窄 ·····················166
漏斗部欠損 ·····················165
漏斗部中隔の前方偏位 ···········166
肋間走査·················6, 43, 144
肋骨··························· 12

小児エコーの撮影法と正常像がぜんぶわかる！
腹部・体表・心臓・頭部を完全マスター

2019年11月8日　　第1版第1刷 ©
2024年3月10日　　第1版第4刷 ©

編　　　集　日本小児超音波研究会
発 行 者　宇山閑文
発 行 所　株式会社金芳堂
　　　　　　〒606-8425 京都市左京区鹿ケ谷西寺ノ前町34番地
　　　　　　振替　01030-1-15605
　　　　　　電話　075-751-1111（代）
　　　　　　https://www.kinpodo-pub.co.jp/
組版・装丁　naji design
印刷・製本　シナノ書籍印刷株式会社

落丁・乱丁本は直接小社へお送りください. お取替え致します.

Printed in Japan
ISBN978-4-7653-1793-1

JCOPY ＜（社）出版者著作権管理機構 委託出版物＞
本書の無断複写は著作権法上での例外を除き禁じられています. 複写される場
合は, そのつど事前に,（社）出版者著作権管理機構（電話 03-5244-5088, FAX
03-5244-5089, e-mail：info@jcopy.or.jp）の許諾を得てください.

●本書のコピー, スキャン, デジタル化等の無断複製は著作権法上での例外を
除き禁じられています. 本書を代行業者等の第三者に依頼してスキャンやデジ
タル化することは, たとえ個人や家庭内の利用でも著作権法違反です.